Григорий Флейшер

Пропедевтика детской ортопедической стоматологии

AF153189

Григорий Флейшер

Пропедевтика детской ортопедической стоматологии

Детская ортопедия

LAP LAMBERT Academic Publishing

Impressum / Выходные данные

Bibliografische Information der Deutschen Nationalbibliothek: Die Deutsche Nationalbibliothek verzeichnet diese Publikation in der Deutschen Nationalbibliografie; detaillierte bibliografische Daten sind im Internet über http://dnb.d-nb.de abrufbar.

Alle in diesem Buch genannten Marken und Produktnamen unterliegen warenzeichen-, marken- oder patentrechtlichem Schutz bzw. sind Warenzeichen oder eingetragene Warenzeichen der jeweiligen Inhaber. Die Wiedergabe von Marken, Produktnamen, Gebrauchsnamen, Handelsnamen, Warenbezeichnungen u.s.w. in diesem Werk berechtigt auch ohne besondere Kennzeichnung nicht zu der Annahme, dass solche Namen im Sinne der Warenzeichen- und Markenschutzgesetzgebung als frei zu betrachten wären und daher von jedermann benutzt werden dürften.

Библиографическая информация, изданная Немецкой Национальной Библиотекой. Немецкая Национальная Библиотека включает данную публикацию в Немецкий Книжный Каталог; с подробными библиографическими данными можно ознакомиться в Интернете по адресу http://dnb.d-nb.de.

Любые названия марок и брендов, упомянутые в этой книге, принадлежат торговой марке, бренду или запатентованы и являются брендами соответствующих правообладателей. Использование названий брендов, названий товаров, торговых марок, описаний товаров, общих имён, и т.д. даже без точного упоминания в этой работе не является основанием того, что данные названия можно считать незарегистрированными под каким-либо брендом и не защищены законом о брендах и их можно использовать всем без ограничений.

Coverbild / Изображение на обложке предоставлено: www.ingimage.com

Verlag / Издатель:
LAP LAMBERT Academic Publishing
ist ein Imprint der / является торговой маркой
OmniScriptum GmbH & Co. KG
Heinrich-Böcking-Str. 6-8, 66121 Saarbrücken, Deutschland / Германия
Email / электронная почта: info@lap-publishing.com

Herstellung: siehe letzte Seite /
Напечатано: см. последнюю страницу
ISBN: 978-3-659-61481-1

ПРОПЕДЕВТИКА ДЕТСКОЙ ОРТОПЕДИЧЕСКОЙ СТОМАТОЛОГИИ

Автор

Григорий Флейшер

1. ВЛИЯНИЕ ПРЕЖДЕВРЕМЕННОГО УДАЛЕНИЯ ЗУБОВ НА ФОРМИРОВАНИЕ ЗУБОЧЕЛЮСТНЫХ АНОМАЛИЙ У ДЕТЕЙ И ПОДРОСТКОВ

Профилактика стоматологических заболеваний детского населения признана общегосударственной задачей и проводится на федеральном и территориальном уровнях в виде составной части комплексной программы оздоровления населения. Здоровье полости рта ребенка рассматривается как часть общего состояния его здоровья. Стоматологическая помощь детям включает в себя не только систематическую санацию полости рта и гигиеническое просвещение детей и их родителей по вопросам профилактики, но и назначение специальных средств профилактики стоматологических заболеваний.

Доказано, что профилактика стоматологических заболеваний является одним из эффективных методов, позволяющим снизить уровень распространенности основных стоматологических заболеваний. Во всех развитых странах мира профилактическая работа осуществляется силами специального персонала со средним медицинским образованием — гигиениста стоматологического.

Зубочелюстная система (ЗЧС) человека динамически изменяется в процессе роста и развития организма под действием целого комплекса взаимосвязанных и взаимообусловленных факторов. Общеизвестно, что аномалии развития ЗЧС являются предрасполагающим фактором, а нередко и причиной развития самой разнообразной соматической патологии. Более того, аномалии развития ЗЧС наносят существенный ущерб и социальной адаптации человека, поскольку лицевая эстетика оказывает значительное влияние на восприятие индивидуума в современном обществе. В структуре распространенности стоматологических заболеваний у детей зубочелюстных аномалий (ЗЧА) занимают третье место после кариеса и заболеваний пародонта. Анализ современных эпидемиологических данных в России и за рубежом свидетельствует о сохраняющейся тенденции к росту числа больных с ЗЧА.

Стоматологическая помощь — один из самых массовых видов специализированной помощи, как взрослому, так и детскому населению. Большим достижением отечественного здравоохранения явилось внедрение в практику детской стоматологии комплексной программы первичной профилактики. Стоматологическая помощь детскому населению это один из самых массовых видов специализированной помощи в нашей стране.

Профилактика основных видов стоматологических заболеваний детского населения в нашей стране признана общегосударственной задачей и проводится на федеральном и территориальном уровнях в виде составной части комплексной программы оздоровления населения. В этой программе здоровье полости рта ребенка рассматривается как часть общего состояния его здоровья. При этом она включает в себя не только систематическую санацию полости рта и гигиеническое просвещение детей и их родителей по вопросам профилактики, но и назначение специальных средств профилактики стоматологических заболеваний.

В настоящее время в нашей стране проводится внедрение в практику проект Федеральной государственной программы первичной профилактики стоматологических заболеваний среди населения России, которая была разработана рабочей группой Стоматологической Ассоциации России (СтАР).

Наряду с усилением внимания к санитарно-гигиеническому воспитанию, одним из аспектов данной программы является проведение целого ряда профилактических мероприятий, направленных на раннее устранение факторов риска развития патологии ЗЧС в разные физиологические периоды детства.

Во всех развитых странах мира профилактическая работа осуществляется силами персонала со средним медицинским образованием — гигиениста стоматологического, многолетняя практика которых убедительно показала, что профилактика основных стоматологических заболеваний является одним из эффективных методов, позволяющего снизить уровень распространенности данных заболеваний.

Активный метод динамического наблюдения за состоянием здоровья как практически здоровых лиц, так и больных с хроническими заболеваниями в современной медицине принято называть диспансеризацией. Так, например, под диспансеризацией детей у ортодонта понимается динамическое наблюдение за детьми с целью раннего выявления нарушений формирования ЗЧС и последующего восстановления (реабилитации) ее морфологической и функциональной норм с помощью лечебно-профилактических мероприятий у лиц со сформированной патологией.

Однако, несмотря на всеобщее признание необходимости проведения профилактики раннего выявления и лечения ЗЧА, в современной специализированной литературе фактически отсутствуют какие-либо серьезные обоснования (медицинское, экономическое, социальное и пр.) предлагаемого комплекса данных мероприятий.

Рост и развитие ЗЧС системы ребенка находятся под влиянием множества взаимозависимых факторов. Влияние каждого из этих факторов, а также характер их взаимодействия в этом процессе до настоящего времени изучены недостаточно и, более того, не оценены количественно. Кроме того, принципиальные вопросы ортодонтической помощи — организация планирования, определение объема работы врача-ортодонта, анализ ее эффективности — представлены в современной литературе весьма разноречиво.

Высокая распространенность зубочелюстных аномалий у детей и подростков, а также сопутствующие им осложнения со стороны твердых тканей зубов, пародонта, височно-нижнечелюстного сустава и, кроме того, существенные материальные затраты на ортодонтическое лечение, определяют актуальность проблемы раннего выявления и профилактики ЗЧА.

Вместе с тем для нормального физиологического роста и развития ребенка правильное формирование зубочелюстно-лицевой системы (ЗЧС) имеет очень важное значение. При этом необходимость сохранения временных зубов обусловлена их ролью в процессе становления высоты прикуса; правильного формирования зубных рядов и обеспечении их нормального роста; а также своевременного прорезывании и правильного размещении постоянных зубов в альвеолярном отростке.

В связи с этим возникает необходимость разработки новых подходов в оказании стоматологической ортопедической помощи различным группам населения, в том числе детям в различные возрастные группы: в молочном, сменном и постоянном прикусах. Частота встречаемости дефектов зубных рядов, вызванных преждевременной потерей зубов, у детей в различные возрастные периоды (%) представлена на рис.1.

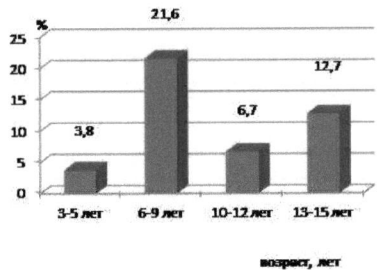

Рис.1. Частота встречаемости дефектов зубных рядов, вызванных преждевременной потерей зубов, у детей в различные возрастные периоды (%)

Несмотря на всеобщее признание необходимости раннего выявления, профилактики и устранения вторичных деформаций зубных рядов и окклюзионных нарушений, в современной литературе не полно освещены вопросы частоты и структуры дефектов коронок зубов и зубных рядов, а также не определена нуждаемость детей в профилактическом протезировании и не оценена эффективность лечебных и профилактических мероприятий. Кроме того, до настоящего времени не разработана методология использования функциональных аппаратов нового поколения, например, из эластомеров для профилактики вторичных деформаций зубных рядов при раннем удалении временных зубов.

4

В настоящее время считается, что удаление временных зубов больше чем за 1 год до периода их физиологической смены является преждевременной, так как в результате потери возникают характерные морфологические и функциональные нарушения, а именно: смещаются соседние с дефектом зубы корпусно или наклонно, укорачивается зубная дуга или происходит ее сужение, так как зубы смещаются мезиально в более узкую ее часть, а если происходит односторонняя потеря отдельных зубов, то это приводит к асимметричной деформации зубоальвеолярной дуги, а также влияет на взаимоотношение между зубами, зубными рядами и элементами височно-нижнечелюстного сустава. Межокклюзионное положение мягких тканей задерживает прорезывание постоянных зубов и может способствовать развитию глубокого прикуса.

По частоте распространения раннее удаление временных зубов занимает значительное место среди прочих аномалий ЗЧС и достаточно часто встречается в период прикуса временных зубов и в начальном периоде смены зубов. Из литературных данных известно, что частота распространения частичной вторичной адентии временных зубов определена в 4% случаев среди прочих ЗЧА]. Факторы, влияющие на распространённость зубочелюстных аномалий из-за преждевременного удаления зубов, представлены на рис.2.

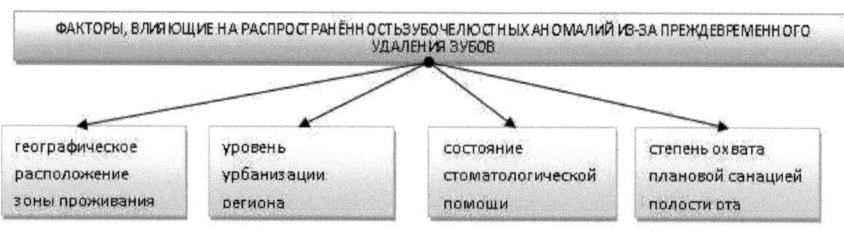

Рис. 2. Факторы, влияющие на распространённость преждевременного удаления зубов

Сорокоумовой Г.В. в результате проведённого эпидемиологического обследования 1492 дошкольником установлено, что количество детей с преждевременно удаленными временными молярами составило 16,89%, из них с удаленными первыми молярами — 9,25 %. Наибольшее значение потеря временных моляров достигает к 6 годам и составляет 30,45 % от числа осмотренных (из них у 14,88 % детей удалены первые временные моляры). Установлено, что в среднем нуждаемость в профилактическом протезировании приходится на 5 лет (1,32 протеза на одного нуждающегося).

Рост и развитие ЗЧС системы находятся под влиянием множества взаимозависимых факторов. Влияние каждого из них на развитие ЗЧС ребенка, характер их взаимодействия в этом процессе до настоящего времени изучены недостаточно и, более того, не оценены количественно. Принципиальные вопросы ортодонтической помощи — организация планирования, определение объема работы врача-ортодонта, анализ ее эффективности — представлены в современной литературе весьма разноречиво.

Высокая распространенность ЗЧА у детей и подростков, сопутствующие им осложнения со стороны твердых тканей зубов, пародонта и височно-нижнечелюстного сустава, существенные материальные затраты на диагностику и ортодонтическое лечение, определяют актуальность и значимость проблемы раннего выявления и профилактики ЗЧА в число актуальных и значимых.

Зубочелюстные аномалии у детей и подростков занимают одно из ведущих мест в структуре общей стоматологической патологии и выявляются у 32% детей и подростков России, в крупных промышленных городах — у 37,2%.

Опыт последнего десятилетия показал, что решение проблемы зубочелюстных аномалии у пациентов различных возрастных групп возможен лишь на основе укрепления профилактической работы среди детского населения.

Несмотря на всеобщее признание необходимости профилактики, раннего выявления и лечения нарушений окклюзии у детей, в современной литературе не достаточно освещена проблема профилактики и устранения вторичных деформаций зубных рядов и окклюзионных нарушений у детей с преждевременно удаленными временными зубами по поводу осложненного кариеса.

Рост и развитие ЗЧС системы находятся под влиянием множества взаимозависимых факторов. Влияние каждого из них на развитие зубочелюстной системы ребенка с преждевременно удаленными молочными зубами, характер взаимодействия этих факторов в этом процессе до настоящего времени изучены недостаточно и, более того, не оценены количественно.

Потерю временных зубов больше чем за 1 год до периода их физиологической смены считают преждевременной. В результате потери возникают характерные морфологические и функциональные нарушения: смещаются соседние с дефектом зубы корпусно или наклонно, укорачивается зубная дуга, происходит ее сужение, так как зубы смещаются мезиально в более узкую ее часть. Односторонняя потеря отдельных зубов приводит к асимметричной деформации зубоальвеолярной дуги. В области зубов, противостоящих дефекту, происходит зубоальвеолярное удлинение, которое продолжается до тех пор, пока зубы не достигнут противоположной челюсти. После ранней потери временных моляров нарушается миодинамичное равновесие между языком и щеками, возникают специфические вредные привычки, например прокладывание языка между зубными рядами в область дефекта, сосание языка. Межокклюзионное положение мягких тканей задерживает прорезывание постоянных зубов и может способствовать развитию глубокого прикуса.

В результате раннего удаления молочных моляров соседние зубы наклоняются или корпусно перемещаются в сторону дефекта, при этом зубная дуга укорачивается и нередко сужается. В результате преждевременного удаления молочных зубов нередко может наблюдаться раннее прорезывание постоянных или задержка их прорезывания, изменение положения зачатков постоянных зубов, в частности клыков.

Однако, достаточно часто, особенно в период прикуса временных зубов и в начальном периоде смены зубов, состояние усугубляется ранним удалением временных зубов и наличием дефектов зубных рядов. В таких ситуациях перед врачом-ортодонтом возникает проблема последовательности оказания медицинской помощи: замещать дефекты зубных рядов с целью предотвращения их деформации или проводить нормализацию окклюзии, чтобы предупредить усугубление аномалий ЗЧС и возникновение деформаций, характерных для аномалий окклюзии в сагиттальном направлении.

Особенно страдают дети с третьей степенью активности кариозного процесса. По данным Л.И. Хихинашвили (1988) на 1000 обследованных детей г. Волгограда количество удаленных зубов составило 59,1. Дефекты зубных рядов в области первых постоянных моляров составляли 80,0 % ± 4,78 % от всех видов дефектов, встречающихся в детском возрасте. Следует отметить, что в возрасте 8-11 лет, то есть до прорезывания вторых постоянных моляров, 0,7 % ± 0,2 % от числа обследованных детей, имели дефекты зубного ряда, обусловленные ранним удалением первого постоянного моляра.

У детей количество комбинаций признаков дефектов зубных рядов значительно больше, чем у взрослых, что обусловлено сложными анатомо-топографическими взаимоотношениями между временными и постоянными зубами, незавершенностью роста и развития челюстно-лицевой области. В связи с эти представляет определенную сложность классифицировать зубные ряды с дефектами, встречающиеся в различные возрастные периоды. Причины появления дефектов зубных рядов у детей представлены в Таблице 1.

Таблица 1

Причины появления дефектов зубных рядов у детей

ПРИЧИНЫ ПОЯВЛЕНИЯ ДЕФЕКТОВ ЗУБНЫХ РЯДОВ У ДЕТЕЙ						
Место	I	II	III	IV	V	VI
Причины	кариес	травма	адентия	онкологические и воспалительные заболевания	ретенция	инфекционные заболевания
%	57,6	32,6	6,3	2,3	1	0,2

Но данным Миняевой В. А. (2003), при преждевременной потере временных зубов прорезывание постоянных задерживается или наблюдается ретенция, поскольку расположенные в толще альвеолярного отростка зачатки постоянных зубов покрываются сверху плотным слоем кости, препятствующим прорезыванию. При гистологическом исследовании слизистой оболочки полости рта, иссеченной над непрорезавшимися зубами, отмечено увеличение количества коллагеновых волокон в подслизистом слое десны. Изменение сроков прорезывания зубов после преждевременного удаления временных зависит от характера патологии, обусловившей раннюю потерю последних. Исследователи свидетельствуют, что после раннего удаления временных зубов наблюдается нарушение гистогенеза зубных тканей. Удаление временных зубов может привести к воспалительному и травматическому повреждению слоя амелобластов, к нарушеншо развития эмали коронок постоянных зубов: преждевременно прорезавшиеся зубы имеют на буграх тонкий слой необызвествлённой эмали и недоразвитый корень.

Экспериментальные исследования и клинические наблюдения подтверждают сведения о том, что удаление временного зуба с осложнённой формой кариеса задолго до физиологической смены может способствовать формированию не только деформаций ЗЧС, но и вызывать в дальнейшем структурные изменения твёрдых тканей постоянных зубов и ослаблять их устойчивость к кариесу.

По данным ряда авторов, при преждевременной потере временных зубов происходит замедление роста альвеолярных отростков по причине влиянии на зоны роста, которые локализуются вокруг зачатков временных зубов, а также из-за снижения жевательной функции. Поступление меньшего количества механических импульсов раздражения на беззубый участок альвеолярного отростка ведёт к ослаблению деятельности рефлекторных дуг, идущих от нервных окончаний периодонта удалённых зубов. В результате этих изменений происходит недоразвитие альвеолярного отростка, возникает дефицит физиологического раздражения, который так необходим для развивающегося жевательного аппарата ребёнка. В случаях одностороннего удаления зубов происходит ассиметричное укорочение и сужение зубного ряда со смещением центра в сторону дефекта, уменьшается место удалённого зуба, что приводит к ретенции или прорезыванию постоянных зубов вне дуги. Лишенные антагонистов зубы меняют своё положение вместе с альвеолярным отростком в вертикальном направлении — происходит денто-альвеолярное удлинение, что согласуется с мнениями Yonezu T., Machida Y. (1997). Неартикулирующие постоянные зубы под воздействием окружающих мышц отклоняются в сторону отсутствующих. По данным Baroni C., Franchini A., Rimondini L. (1994) мезиальное смещение боковых зубов приводит к укорочению зубных рядов, а также к сужению их, так как зубы смещаются в узкую часть зубной дуги. Кроме того, зубы наклоняются, линия центра их смещается вокруг продольной оси, между зубами образуются диастемы и тремы.

В периоде сменного прикуса почти у половины детей обнаружены дефекты зубных рядов, обусловленные преждевременным удалением временных зубов и у каждого шестого ребенка удалены первые постоянные моляры, имеющие важное значение в правильном формировании челюстло-лицевой области.

Большинство исследователей считает, что при удалении временных моляров у детей в возрасте 4-7 лет происходит укорочение боковых сегментов, что зачастую приводит к ретенции постоянных зубов, а с возрастом деформации становятся более выраженными.

По данным Г.И. Худоногова (1963) удаление первых постоянных моляров у детей приводит в 100% случаев к укорочению зубного ряда за счет мезиального сдвига второго моляра. В 39,1% происходит смещение средней резцовой линии, и формируются вертикальные деформации. Проблема первого постоянного моляра в специальной литературе рассматривается во многих аспектах и в частности с позиций профилактики и лечения деформаций челюстно-лицевой области.

Еше в 1913 году Engle писал, что "…потеря никакого другого зуба не влечет таких многочисленных и вредных последствий, как удаление первого моляра. Его величина и положение в зубной дуге, как и его соотношение с другими зубами таково, что к нему следует относиться с величайшей заботой, чтобы сохранил, сю как можно дольше". Для основоположника мировой ортопедической школы не существовало дилеммы: восстанавливать или не восстанавливать первый моляр.

А. Канторович (1931) выделяет три периода преждевременного удаления первого постоянного моляра: 6, 9 и 12 лет. В зависимости от возраста, в котором произведено удаление зуба, он различает нарастающую тяжесть вредных последствий для жевательного аппарата. Удаление первого моляра в 6 лет приводит к асимметрии зубного ряда, смещению средней линии в сторону удаленного зуба. При удалении первых моляров в 9 лет также возникает асимметрия в зубной дуге, но несколько менее выраженная. Клиническая картина при одностороннем удалении этих зубов к 12 годам более выражена. Прорезавшийся седьмой зуб полностью замещает дефект, образовавшийся после удаления первого постоянного моляра. Зубная дуга настолько асимметрична, что средняя линия проходит между центральным и боковым резцами на той стороне, где сохранился первый постоянный моляр. Удаление первого постоянного моляра в возрасте старше 12 лет, когда закончился активный рост челюсти, не вызывает асимметрии зубной дуги. Место удаленного шестого зуба занимает седьмой.

К сожалению, А. Канторович рассматривает патологическое состояние жевательного аппарата после удаления первого постоянного моляра только с точки зрения сагиттального перемещения зубов, ограничивающих дефект, не указывая при этом на изменения в области зубов-антагонистов, альвеолярных отростков, височно-нижнечелюстных суставов.

Т. В. Шарова (1980) свидетельствует о наличии и других (кроме сагитальных перемещений) морфологических и функциональных осложнений после раннего удаления первых моляров — снижение функции жевания, блокировка движений нижней челюсти, атрофия альвеолярного отростка и задержка роста челюстей на «беззубых» участках, снижение высоты прикуса и уменьшение межальвеалярной высоты, тенденция к формированию патологического прикуса.

Следовательно, при раннем удалении первого постоянного моляра также происходит задержка роста челюсти, возможно появление аномалий прикуса в вертикальном направлении, поскольку они удерживают межальвеолярную высоту прикуса.

О тяжелых последствиях для челюсто-лицевой области, возникающих после удаления первых постоянных моляров указывают многие специалисты. Причем наибольшая склонность к развитию деформаций выражена в период активного роста, хотя грубые деформации зубных рядов чаще и встречаются у лиц более старшего возраста, но их происхождение всегда связано с удалением зубов в молодом возрасте.

Е. И. Гаврилов (1973) считает, что одним из ведущих симптомов клиники частичной потери зубов являются "вторичные деформации окклюзионной поверхности зубных рядов". Указывая на высокую распространенность деформаций, автор обращает внимание на то, что их частота и характер проявлений зависит от возраста, величины дефекта, времени с момента удаления зубов и других факторов.

Известно, что сформированные деформации значительно затрудняют проведению ортопедических вмешательств и требуется длительное ортодонтическое лечение, о чем свидетельствуют данные отечественных и зарубежных специалистов.

При частичном отсутствии зубов клиническая картина зависит от протяженности дефектов, их локализации, этиологии, вида прикуса и состояния челюстно-лицевой области н целом, что зачастую затрудняет классифицировать зубные ряды с дефектами по определенным признакам.

Современные исследователи Dincer M. et all. (1996), Brill W. A. (2002) подтверждают данные о том, что происходит сокращение длины зубной дуги даже после преждевременной потери одного временного резца. Развитие отрицательного баланса места в зубном ряду особенно явно:

— при отсутствии трем на молочном этапе развития прикуса;

— если есть тенденция к соотношению моляров по II Классу Энгля глубокий прикус, который имеет тенденцию к снижению временного к постоянному зубному ряду только в 10% случаев; остается неизменным в 43% и увеличивается в 47% случаях.

С момента прорезывания до периода рассасывания корней и выпадения временного зуба проходит 6-10 лет. Такой краткий период функционирования временных зубов не оправдывает раннее их удаление и отказ от лечения. Ранее удаление временных зубов нарушает нормальное развитие челюстно-лицевой области, влечет за собой формирование неправильного прикуса. Наличие в полости рта ребенка нелеченых временных зубов является источником хронической инфекции, отрицательно влияет на общее состояние ребенка. Кроме того, очаг хронического воспаления у временого зуба влияет на формирование зачатка постоянного зуба. Постоянный зуб может быть с дефектом или вообще не прорезаться. Таким образом, лечение временных зубов необходимо.

Раннее удаление временных зубов обусловливает задержку прорезывания постоянных, внутрикостное перемещение их фолликулов, отставание в росте "беззубых" участков челюстей. Виноградова Т. Ф. (1978, 1987) отмечает в случае преждевременного удаления временных зубов повреждение слоя амелобластов и нарушение гистогенеза твердых тканей одноименных постоянных зубов, что создает благоприятные условия для возникновения в них кариеса.

Преждевременная потеря временных моляров обусловливает неправильное жевание, а именно разжевывание пищи передними зубами, что в свою очередь способствует возникновению привычного смещения нижней челюсти вперед или вперед и в сторону. После ранней потери временных моляров может наблюдаться задержка прорезывания постоянных зубов или их раннее прорезывание, что связано со сроками потери временных зубов. Заостренная форма альвеолярного отростка свидетельствует о глубоком залегании зачатков постоянных зубов. Среднеокруглая и округлая формы его встречаются после потери временных зубов и при неглубоком залегании зачатков постоянных.

Потеря верхних временных резцов приводит к западению верхней губы и выступанию нижней. В таких случаях нередко наблюдаются задержка прорезывания верхних постоянных резцов, их оральный наклон, вестибулярное отклонение нижних резцов. В результате межрезцового положения губ и языка во время речи и глотания развивается открытый прикус. В результате межрезцового положения губ и языка во время речи и глотания развивается вертикальная или сагиттальная дизокклюзия. Отсутствие передних зубов является причиной затрудненного откусывания пищи. За счёт нарушения роста челюстных костей и альвеолярных отростков, западения губ и щек в области дефекта нарушается эстетика лица. Нарушение речи выражается в нечетком произношении свистящих и шипящих звуков в результате утечки воздуха, в неправильной артикуляции языка с окружающими тканями.

Вестибулярное положение нижних фронтальных зубов приводит к удлинению нижнего зубного ряда и формированию сагиттальной щели, характерной для прогенического прикуса.

Деформация зубоальвеолярных дуг, смещение нижней челюсти и нарушение функций ЗЧС, возникающие после ранней потери временных зубов, отражаются на формировании черт лица.

Наличие полного комплекта правильно расположенных в зубном ряду зубов обеспечивает гармоничное развитие лицевого скелета.

Удаление клыка в 13-14 лет вызывает ассиметрию лица.

В том случае, если первый постоянный моляр на нижней челюсти прорезался в отсутствие вторых временных моляров — основных фиксаторов высоты прикуса на этом этапе развития, то установка первого постоянного моляра в зубной дуге может идти неправильно. Прежде всего, первые постоянные моляры, не имея мезиальной опоры со стороны вторых временных моляров, перемещаются кпереди, в результате чего укорачивается зубная дуга и уменьшается протяженность дефекта, образовавшегося после удаления временных моляров.

Преждевременное удаление временных и постоянных зубов, особенно первого постоянного моляра, по мнению Е.И. Гаврилов, И.М. Альшиц (1970), может быть причиной нарушения прорезывания зубов и правильной расстановки их в зубной дуге. Дело в том, что удаление зубов в детском возрасте, когда идет рост челюстей, приводит к его задержке. Вследствие этого возникает несоответствие размеров альвеолярного отростка количеству зубов и последние, прорезываясь, становятся вне дуги. Иногда может развиваться перекрестный прикус.

Выявленные закономерности соответствуют представлениям о прямой зависимости скорости созревания от исходного уровня минерализации зубов. Процесс созревания эмали премоляров интенсивнее идет при низком уровне минерализации, который выявлен при преждевременном прорезывании, что подтверждают полученные нами динамические показатели электрометрии. Однако эта тенденция наблюдается первые полгода после прорезывания.

Наряду с укорочением зубной дуги при преждевременном удалении вторых временных моляров отмечается конвергенция первых постоянных моляров. Угол наклона мезиально первых постоянных моляров колеблется от 0,1 до 2 мм и более (5 степеней наклона первого постоянного моляра). При этом также наблюдается пять степеней перемещения фолликулов постоянных зубов, а также к полному блокированию прорезывания премоляров.

Распространенность раннего прорезывания премоляров после преждевременной потери временных моляров составляет до 77,90±3,56%.

После раннего удаления временных моляров у 7–8-летних детей минерализация зачатков идет согласно физиологическим срокам, а прорезывание быстрее. При осмотре прорезающихся премоляров выявлена достаточно высокая распространенность визуальных нарушений структуры эмали: гипоплазия в виде пятна и дефекта; неравномерная минерализация эмали в виде матовой исчерченности поверхностного слоя (вертикальной или в области бугров) в зонах сниженной минерализации. Нормальная структура эмали выявлена в 58,04±4,38% случаев при физиологическом прорезывании, в

31,50±4,13% – при преждевременном. Чаще нарушения структуры выявляются во вторых премолярах.

Вместе с тем преждевременное удаление временных зубов у детей вызывает ряд анатомических и функциональных нарушений. Потеря зубов в молочном, сменном или неокончательно сформированном прикусе приводит к смещению зубов по вертикали и горизонтали в сторону образовавшегося дефекта. Большинство как отечественных, так и зарубежных исследователей считают, что возмещение дефектов зубных рядов у детей является более важной проблемой, чем у взрослых.

У детей с преждевременно удаленными первыми временными молярами и не получивших ортопедической помощи по каким-либо причинам наблюдали укорочение соответствующего бокового сегмента. Причем, количество детей и величина укорочения бокового сегмента изменялись в зависимости от давности удаления зуба.

Высокая частота патологических форм прикуса у детей в возрасте от 7 до 12 лет, прежде всего, связана с преждевременной потерей временных зубов, что влечет за собой снижение жевательной функции, недогрузку челюстных костей и замедление их роста.

При потере зубов, особенно временных, нарушается не только морфологическое, но и функциональное равновесие ЗЧС изменяется положение языка, возникают вредные привычки (прокладывание языка в дефект зубного ряда, инфантильное глотание, сосание языка ротовое дыхание). Изменение миофункционального равновесия между мышцами языка, губ и щёк обуславливает неправильное развитие челюстно-лицевой системы, нарушается функция глотания. Появляются напряжения в группе лицевых мышц, двойной контур подбородка, заеды углов рта. Нарушение речи выражается в снижении чистоты произнесения свистящих и шипящих звуков, в неправильной артикуляции. Межокклюзионное положение мягких тканей задерживает прорезывание постоянных зубов и может способствовать развитию патологии прикуса.

Многообразие этиологических факторов и клинических форм дефектов зубных рядов у детей требуют особого отношения к данной патологии, так как в связи с незавершенностью роста и развития челюстно-лицевой области нарушенная интактность зубных рядов является пусковым механизмом развитая деформаций и отражается на деятельности других органов и систем.

На основании вышеизложенного, Флейшер Г.М. предлагает таблицу 2 развитие зубочелюстных аномалий при преждевременном удалении зубов у детей и подростков.

Таблица 2

Развитие зубочелюстных аномалий при преждевременном удалении зубов у детей и подростков

ПРЕЖДЕВРЕМЕННАЯ ВТОРИЧНАЯ АДЕНТИЯ ЗУБОВ	ПРИЗНАКИ НАЛИЧИЯ ЗУБОЧЕЛЮСТНЫХ АНОМАЛИЙ
ОБЩИЕ ПРИЗНАКИ	1. нарушение роста костного скелета лица
	2. ретенция зубов
	3. формирование дистопии отдельных зубов (внутрикостное смещение фолликулов постоянных зубов)
	4. повреждение слоя амелобластов и нарушение гистогенеза твердых тканей одноименных постоянных зубов
	5. односторонняя микрогения или микрогнатия на «беззубых» участках
	6. аномалии формы зубных рядов при их сужении
	7. тенденция к формированию патологического прикуса
	8. снижение функции жевания
	9. атрофия альвеолярного отростка
	10. дисфункция височно-нижнечелюстного сустава
	11. структурные изменения суставного диска
МОЛОЧНЫЙ ПРИКУС	
• временных моляров	1. Вредные привычки: • прокладывание языка между зубными рядами в область дефекта,

	• сосание языка
	2. Аномалии прикуса:
	➢ глубокий прикус (травматический),
	➢ снижающийся прикус,
	➢ прогнатия
СМЕННЫЙ ПРИКУС	
• верхних временных резцов	1. Аномалии пиркуса:
	➢ открытый прикус,
	➢ прогения
	2. Дистопия отдельных постоянных зубов:
	✓ ретрузия верхних резцов,
	✓ протрузия нижних резцов
	3. западение верхней губы и выступанию нижней
	4. неправильная артикуляция языка с окружающими тканями
	5. нарушение речи
	6. затруднение откусывания пищи
• временных моляров	Дистопия первого постоянного моляра:
	✓ мезиальное перемещение,
	✓ конвергенция
• первых моляров	1. Дистопия отдельных зубов:
	✓ временные моляры перемещаются дистально,
	✓ тремы между временными молярами,
	✓ тортоаномалии,
	✓ второй моляр смещается мезиально и наклоняется к премолярам,
	✓ дентоальвеолярное удлинение (супра- или инфраокклюзия зубов-антогонистов)
	2. Аномалии прикуса:
	➢ перекрестный прикус
	3. Нарушение процесса становление высоты прикуса:
	▪ снижение высоты прикуса,
	▪ уменьшение межальвеалярной высоты,
	▪ блокировка движений нижней челюсти

Наряду с тем, что в настоящее время протезирование дефектов зубов и зубных рядов у детей рассматривается как неотъемлемое звено стоматологической диспансеризации, доказано его значение в плане профилактики деформаций челюстно-лицевой области и отмечена эффективность при лечении детей с заболеваниями органов пищеварения, многие вопросы остаются дискуссионными, а некоторые – вовсе нерешенными.

В настоящее время, несмотря на внедрение новых методов лечения и появление современных пломбировочных материалов, количество детей с удаленными временными и первыми молярами остается достаточно большим. В связи с этим нуждаемость в зубном протезировании детей в возрасте до 6 лет возросла с 14,7% до 45,4%.

Разрушение зубов и их преждевременное удаление могут послужить причиной возникновения новых ЗЧА и усугубление уже имеющихся. Таким образом, кариозная болезнь, ее осложнения и ЗЧА, находясь в тесной взаимосвязи, замыкают патологическое кольцо и ухудшают взаимное течение того и другого заболевания.

Разорвать это патологическое кольцо у детей и подростков можно путем восстановления анатомической формы коронок разрушенных зубов и замещение дефектов зубных рядов профилактическими протезами.

По мнению Хорошилкиной Ф. Я. (1999), своевременная санация полости рта у детей является важным мероприятием, предупреждающим возникновение и развитие описанных нарушений.

Своевременное профилактическое протезирование способствует сохранению артикуляционного равновесия и предупреждает развитие патологической окклюзии.

Таким образом, замещение дефекта в целях профилактики деформации зубного ряда у детей при раннем удалении временных моляров является актуальным вопросом в стоматологии.

Отечественная детская стоматология традиционно разрабатывала теоретические и практические основы для раннего выявления и реабилитации

19

детей с нарушениями окклюзии. Ильиной-Маркосян Л. В. были разработаны биологические основы раннего замещения преждевременно утраченных зубов у детей. Устранение причин развития патологии обеспечивает благоприятные условия для роста и развития лицевого скелета.

При разрушении временных моляров и первых постоянных моляров индекс разрушения окклюзионной поверхности (ИРОП) по Миликевичу В. Ю. равен от 0,4 до 0,8, поэтому детские стоматологи, ортодонты рекомендуют изготавливать тонкостенные коронки для удержания высоты прикуса при разрушении зубов кариесом, а при удалении этих зубов — изготовление различных несъемных распорок с активаторами, раздвижные мостовидные или частичные съемные протезы.

Противоречивость мнений о показаниях к протезированию дефектов зубных рядов у детей в значительной степени отражается на показателях нуждаемости в лечебно-профилактическом протезировании, которые варьируют в пределах от 5,7% до 68,7%. Значительный разброс в цифрах отражает отсутствие у специалистов единого мнения о критериях нуждаемости как у нас в стране, так и за рубежом. В частности, это относится к дефектам зубных рядов в периоде сменного прикуса, когда специалисты руководствуются средневозрастными сроками прорезывания зубов, не учитывая индивидуальные особенности организма и состояние челюстно-лицевой области в целом.

В настоящее время необходимость протезирования детей при наличии у них дефектов коронок зубов с распоркой и активатором не вызывает сомнений. Большинство исследователей считают, что протезирование является завершающим этапом санации полости рта у детей.

Протезирование дефектов зубных рядов в детском возрасте имеет свои особенности, связанные с продолжающим ростом челюстных костей, взаимоотношением зачатков временных и постоянных зубов, спецификой анатомического строения временных зубов и изменением формы альвеолярных отростков челюстей в различные возрастные периоды. Эти обстоятельства исключают автоматический переход принципов конструирования зубных протезов из взрослой ортопедической стоматологии в детскую практику. Наличие дефекта зубного ряда требует дифференцированного подхода к выбору конструкции протеза: учета возраста ребенка, степени сформированности корневой системы, протяженности и локализации дефекта, индивидуальных особенностей пациента, а также наличия или отсутствия зубочелюстных аномалий.

Зубные протезы у детей выполняют роль не столько лечебного, а сколько профилактического аппарата, предупреждающего развитие ЗЧА. Восстановление непрерывности зубных рядов у детей, обусловленных преждевременной потерей временных зубов, проводится посредством съёмных и несъёмных конструкций.

Ранняя потеря временных моляров неблагоприятно влияет на развитие и формирование не только фолликулов постоянных премоляров, но и фолликулов клыков, расположенных еще глубже и медиальнее.

Таким образом, сохранение функционально полноценных временных моляров до периода их физиологической смены свидетельствует о роли жевательной нагрузки как фактора, определяющего нормальный процесс формирования зубочелюстной системы, в периоде временного и постоянного прикуса. Временные моляры в процессе жевания не только воспринимают функциональную нагрузку, но и передают ее на подлежащую костную ткань челюсти и заложенные в ней фолликулы постоянных зубов, обеспечивая тем самым постоянное стимулирующее воздействие на процессы формирования их коронковой и корневой частей и способствуя своевременному прорезыванию и правильной физиологической расстановке этих зубов.

Разрушение шестых зубов кариесом и их раннее удаление вызывают глубокие морфологические и функциональные нарушения в жевательном аппарате ребенка. Вследствие образования дефекта зубного ряда нарушается процесс становление высоты прикуса и замедляется рост челюстей, происходит перемещение малых коренных зубов дистально и между ними образуются тремы, они также поворачиваются вокруг продольной оси и наклоняются в сторону дефекта. Седьмой зуб смещается мезиально и наклоняется к премолярам. Вследствие этого происходят укорочение зубной дуги, деформация окклюзионной кривой и альвеолярных отростков челюсти, нарушение артикуляционных соотношений между зубами-антагонистами, изменение взаимоотношения между элементами височно-нижнечелюстного сустава. Нарушение процесса становления высоты центральной окклюзии в связи с разрушением временных и первых постоянных моляров является своеобразным фоном для развития патологических форм прикуса.

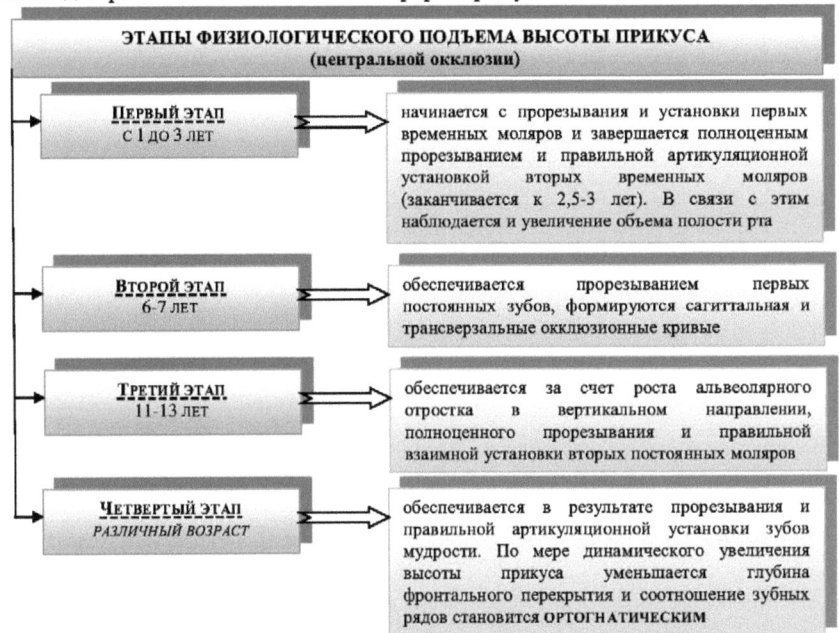

Рис. 3. Этапы физиологического подъема высоты прикуса (центральной окклюзии)

Разрушение первых постоянных моляров кариесом и их раннее удаление вызывают глубокие морфологические и функциональные нарушения в жевательном аппарате ребенка. Нарушение процесса становления высоты центральной окклюзии в связи с разрушением временных и первых постоянных моляров является своеобразным фоном для развития патологических форм прикуса (см. Рис. 4).

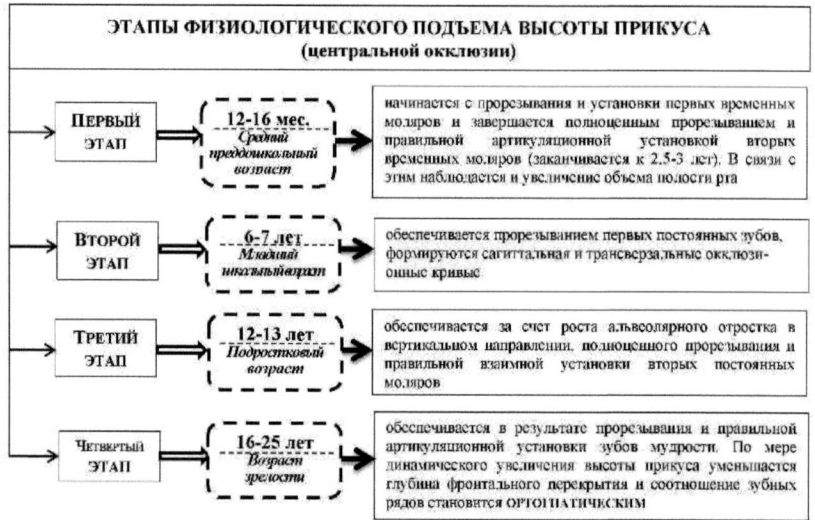

Рис.4. Этапы физиологического подъема высоты прикуса

Следовательно, при раннем удалении первого постоянного моляра также происходит задержка роста челюсти, возможно появление аномалий прикуса в вертикальном направлении, поскольку они удерживают межальвеолярную высоту прикуса. Дело в том, что удаление зубов в детском возрасте, когда идет рост челюстей, приводит к его задержке. Иногда может развиваться перекрестный прикус.

На характер изменений бокового сегмента оказывает влияние ряд факторов, которые представлены на рис.5.

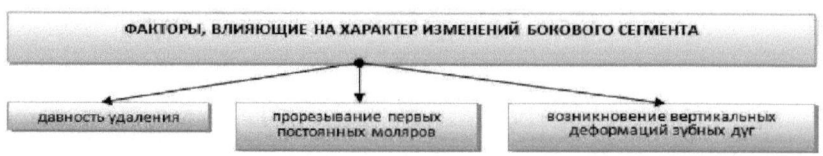

Рис. 5. Факторы, влияющие на характер изменений бокового сегмента при преждевременном удалении временного моляра

Проведенное исследование некоторых авторов, показало относительно удовлетворительное знание родителей и детей вопросов гигиены полости рта и профилактики кариеса зубов и заболеваний пародонта, вместе с тем, выявлена крайне низкая санитарная грамотность и медицинская активность в вопросе целесообразности своевременного протезирования дефектов зубных рядов у детей является, наряду с недостаточным кадровым обеспечением и полноценным финансированием, одной из ведущих причин низкого уровня оказания ортопедической стоматологической помощи детям России.

На основании вышеизложенный последствий раннего удаления зубов, автором предлагается проводить следующий комплекс профилактических мероприятий при преждевременном прорезывании зубов у детей, который приводится ниже.

КОМПЛЕКС ПРОФИЛАКТИЧЕСКИХ МЕРОПРИЯТИЙ ПРИ ПРЕЖДЕВРЕМЕННОМ ПРОРЕЗЫВАНИИ ЗУБОВ У ДЕТЕЙ

I. Санитарно-просветительская работа:

• уроки гигиены,

• стоматологическое просвещение,

• беседы на родительских собраниях,

• распространение средств гигиены и брошюр,

• мониторинг (посещение клиники два раза в год);

II. Лечебно-профилактические мероприятия:

• определение динамики гигиенических индексов и показателей кариеса,

• контролируемая чистка зубов,

• клиническая профилактика индивидуального обучения гигиене полости рта и коррекция навыков и диеты,

• «Дентилюкс» у детей (профессиональная гигиена полости рта),

• курсовое применение местных профилактических средств,

• глубокое фторирование фиссур,

• реминерализирующая терапия.

Особо следует подчеркнуть, что при разработке методов профилактики кариеса основное внимание должно уделяться изучению формирования эмали, которая непосредственно контактирует с агрессивной средой полости рта и обеспечивает кислотоустойчивость зубов.

Разрушение зубов и их преждевременное удаление могут послужить причиной возникновения новых ЗЧА и усугубление уже имеющихся. Таким образом, кариозная болезнь, ее осложнения и ЗЧА, находясь в тесной взаимосвязи, и тем самым замыкают патологическое кольцо формирования ЗЧА (патологическое кольцо по Флейшер), которое представлено на Рис.6. и ухудшают взаимное течение того и другого заболевания.

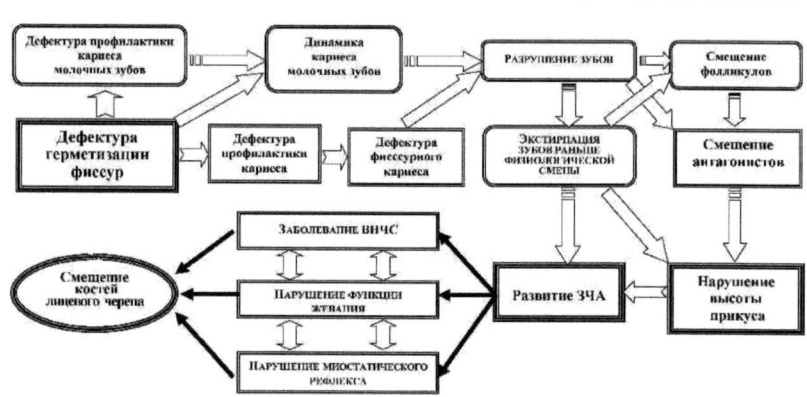

Рис.6. Формирование патологического кольца развития ЗЧА

(Патологическое кольцо по Флейшер)

Разорвать это патологическое кольцо у детей и подростков можно путем восстановления анатомической формы коронок разрушенных зубов и замещение дефектов зубных рядов профилактическими протезами.

При разрушении временных моляров и первых постоянных моляров индекс разрушения окклюзионной поверхности по В.Ю. Миликевичу будет равен от 0,4 до 0,8, поэтому детские стоматологи, ортодонты рекомендуют изготавливать тонкостенные коронки для удержания высоты прикуса при разрушении зубов кариесом, а при удалении этих зубов — изготовление различных несъемных распорок с активаторами, раздвижные мостовидные или частичные съемные протезы.

Преждевременное удаление временных зубов у детей вызывает ряд анатомических и функциональных нарушений. Потеря зубов в молочном, сменном или неокончательно сформированном прикусе приводит к смещению зубов по вертикали и горизонтали в сторону образовавшегося дефекта. Большинство как отечественных, так и зарубежных исследователей считают, что возмещение дефектов зубных рядов у детей является более важной проблемой, чем у взрослых.

2. ГИПОПЛАЗИЯ, АДЕНТИЯ, РЕТЕНЦИЯ ЗУБОВ И ТРАВМА ЧЕЛЮСТЕЙ — ФАКТОРЫ, ВЛИЯЮЩИЕ НА ПРОЦЕСС СТАНОВЛЕНИЯ ВЫСОТЫ ПРИКУСА

Коронки шестых зубов от шейки до экватора имеют нормальную форму, а начиная от экватора по направлению к жевательной поверхности, они уменьшаются в объеме, изрыты бухтами, дно которых выстлано обнаженным дентином, а по углам располагаются остатки эмали в виде небольших шипов. По мере роста зубочелюстной системы и увеличения жевательной нагрузки, в которую включаются биологически неполноценные шестые зубы, происходит быстрое стирание их коронок до уровня экватора, в результате чего образуется гладкая жевательная поверхность. В более старшем возрасте зубы стираются почти до десны и состоят лишь из одного пигментированного дентина. Зубы с гипоплазией эмали неустойчивы к кариесу, и их рано удаляют, что приводит к возникновению сочетанных дефектов зубных рядов во фронтальном и боковом отделах. При гипоплазии эмали не происходит второго полноценного подъема высоты прикуса в связи с недоразвитием альвеолярных отростков челюстей в боковых отделах, ранним уменьшением высоты коронок шестых зубов, а также снижением жевательной функции. При этом высота прикуса остается примерно на том же уровне, что и до прорезывания этих зубов. В боковых челюстей в контакте находятся альвеолярные отростки и не остается места по вертикали для прорезывания седьмых зубов.

Нередко седьмые зубы прорезываются с низкими коронками и в более поздние сроки. Данные литературы свидетельствуют о том, что адентия является одним из этиологических факторов, приводящих к нарушению процесса становления высоты прикуса, изменению формы и нарушению функции височно-нижнечелюстных суставов, способствующих образованию аномалий прикуса.

В периоде смены зубов адентия во фронтальном отделе челюстей, как правило, сопровождается формированием глубокого прикуса, а в боковых — образованием мезиального прикуса.

Дети с врожденным отсутствием зубов должны находиться на диспансерном учете с целью обеспечения нормального физического развития вообще и челюстных костей в частности, предупреждения возникновения аномалий и снятия психической травмы.

Еще одним этиологическим фактором, вызывающим нарушение процесса становления высоты прикуса в периоде смены зубов, является запоздалое прорезывание постоянных 'зубов вследствие общего ослабления организма при инфекционных заболеваниях, раннего удаления временных зубов, снижения жевательной функции при эндокринной дискорреляции и врожденных пороках развития лицевого черепа.

Нарушение механизма прорезывания зубов, обусловленное любой причиной, как правило, приводит к ретенции зубов. Они остаются в челюстных костях и не прорезываются в срок. Такие зубы могут находиться в челюсти, как в состоянии фолликулов, так и вполне развитыми. Чаще всего ретенции подвергаются клыки, центральные резцы и премоляры верхней челюсти.

Ретенированные зубы занимают различное положение в челюстных костях и чаще встречаются в сменном и постоянном прикусе.

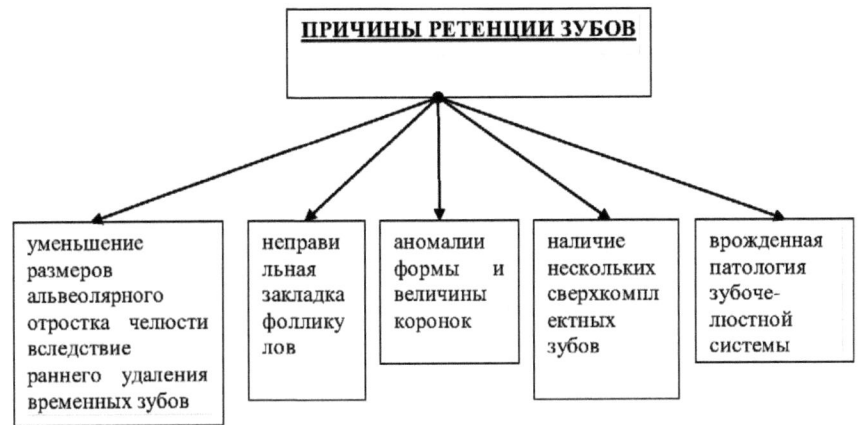

Рис. 7. Причины ретенции зубов

Значительно реже нарушение процесса становления высоты прикуса происходит вследствие травматического повреждения зубов, устанавливающих и фиксирующих высоту прикуса. Еще реже причиной нарушения процесса становления высоты прикуса являются врожденные пороки развития лицевого черепа, при которых отмечаются отставание в росте верхней челюсти, нарушение парности и сроков прорезывания зубов, аномалии формы зубов и их неправильная артикуляция. Диспропорция в росте верхней и нижней челюстей приводит к образованию прогенического соотношения челюстей.

Таким образом, можно констатировать, что зубочелюстной аппарат в этом возрастном периоде очень лабилен и под действием вредных факторов легко нарушается его физиологическое равновесие. Основной причиной нарушения нормального роста и развития зубочелюстной системы являются кариес зубов и его осложнения, меньшее значение имеют другие факторы: гипоплазия, адентия, ретенция зубов и травма.

Поражение и разрушение кариесом зубов, устанавливающих и фиксирующих высоту прикуса, приводит к тому, что нарушаются функции жевательного аппарата, разрывается физиологическая цепочка динамичного процесса становления высоты прикуса, что является благоприятным фоном для развития зубочелюстных деформаций, частота которых в первом периоде сменного прикуса вдвое выше, чем во втором.

Аномалии прикуса, возникшие на фоне нарушения процесса становления высоты центральной окклюзии, могут подвергаться саморегуляции в том случае, если нормально пройдет последующий этап физиологического подъема высоты прикуса. Если же возникнут какие-либо отклонения, то аномалия, возникшая в период временного прикуса, закрепляется, становится стойкой и сохраняется в периоде смены зубов. В этом периоде аномалия может быть легко устранена, если с помощью ортодонтических аппаратов или аппаратов-протезов будет нормализована высота прикуса и будут созданы оптимальные функциональные условия для полноценного осуществления последующих этапов подъема высоты прикуса. Из этого следует, что очередной физиологический подъем высоты прикуса и активизация роста челюстей в сочетании с одновременно действующими механизмами саморегуляции могут устранить стойкую аномалию в периоде смены зубов.

Нарушение процесса становления высоты прикуса приводит к возникновению зубоальвеолярного удлинения и ангулярных хейлитов, снижению эффективности жевания, перегрузке оставшихся зубов, снижению уже установившейся высоты центральной и окклюзии и, в конце концов к формированию так называемого **СНИЖАЮЩЕГО ПРИКУСА**. Название этой тяжелой формы патологического прикуса вытекает из его сущности. Термин «снижающийся» свидетельствует о том, что процесс уменьшения высоты центральной окклюзии происходит в уже сформированном постоянном прикусе, что процесс еще не завершен и представляет собой незаконченную, прогрессирующую форму патологии. Формирование снижающегося прикуса сопровождается микротравмы зубов, слизистой оболочки губ и щек, а также всех элементов височно-нижнечелюстного сустава. Эти изменения до определенного уровня компенсируются защитными силами организма и не проявляются клинически, но по мере снижений компенсаторных возможностей в системе жевательного аппарата и усиления действия патологического агента возникают явления субкомпенсации, а затем и декомпенсации. Количественные изменения переходят в качественные, и тогда макро- и микротравма органов жевательного аппарата проявляется клинически.

Раннее разрушение первого постоянного моляра откладывает глубокий отпечаток на многие звенья артикуляционной цепи: зубы-антагонисты, соседние с ними зубы и зубные ряды, а также рост челюстей, формирование прикуса и становление его высоты, особенно на втором и последующих этапах — этого процесса. В связи с этим усилия стоматологов должны быть направлены на сохранение временных зубов функционально полноценными до их физиологической замены постоянными. В периоде сменного прикуса основное внимание должно быть уделено первому постоянному моляру, которых с точки зрения его значимости в процессе становления высоты прикуса можно считать своеобразным «ключом» окклюзии. Иллюстрацией изложенного выше могут служить выписки из истории болезни двух «братьев, у которых диагностировано генетически обусловленное отсутствие многих зубов.

Классификация поэтапного нарушения процесса становления высоты прикуса

Этапы нарушения процесса становления прикуса[1]	Степень тяжести нарушения процесса становления высоты прикуса	Состояние зубов опорной зоны при гипоплазии эмали и кариесе	Характер изменений прикуса
I	а	Частичное разрушение 55, 65, 75, 85 зубов	Появление факторов риска
I	б	Полное разрушение коронок или отсутствие 55, 65, 75, 85 зубов	Тенденция к образованию патологии прикуса. Патологический прикус
II	а	Частичное разрушение коронок 16, 26, 36, 46 зубов	То же
II	б	Полное разрушение коронок или отсутствие 16, 26, 36, 46 зубов	То же
III	а	Отсутствие 55, 65, 75, 85, 16, 26, 36, 46 зубов	Патологический прикус
III	б	Неполноценное прорезывание и неправильная окклюзионная установка 17, 27, 37, 47 зубов	

---

[1] Четвертый этап нарушения становления высоты прикуса наблюдается в случаях неосложненного прорезывания зубов мудрости

3. ПОКАЗАНИЯ К ЗУБНОМУ ПРОТЕЗИРОВАНИЮ У ДЕТЕЙ И ПОДРОСТКОВ

3.1. ПОКАЗАНИЯ К ЗУБНОМУ ПРОТЕЗИРОВАНИЮ В ПЕРИОД ВРЕМЕННОГО ПРИКУСА

1) нарушение целости коронок вследствие аплазии и гипоплазии эмали временных моляров;

2) наличие множественных пломбированных временных моляров с ослабленными стенками, анатомическая форма которых не может быть восстановлена с помощью пломбы;

3) субтотальные и тотальные посттравматические дефекты без вскрытия полости зуба;

4) тенденция к развитию дентоальвеолярного удлинения и деформации окклюзионной плоскости;

5) стирание твердых тканей временных зубов при дисплазии Стентона—Капдепона;

6) удаление временных зубов за год и более до прорезывания постоянных;

7) наличие дефектов зубных рядов при множественной адентии;

8) необходимость в стимуляции процесса прорезывания временных зубов;

9) постоперационные дефекты зубных рядов и челюстей;

10) нарушение процесса становления высоты прикуса на первом и втором этапах ее физиологического подъема в связи с ранним разрушением и удалением временных моляров;.

11) наличие зубочелюстных аномалий в сочетании с дефектами зубного ряда;

12) нарушение речевой функции и наличие вредной привычки (прокладывание языка в область дефекта);

13) значительное недоразвитие верхней челюсти при врожденной расщелине губы и неба.

3.2. ПОКАЗАНИЯ К ЗУБНОМУ ПРОТЕЗИРОВАНИЮ В ПЕРИОД СМЕННОГО ПРИКУСА

1) нарушение целости коронок первых постоянных моляров вследствие гипоплазии эмали;

2) неоднократное пломбирование первых постоянных моляров со значительной потерей твердых тканей зуба, анатомическая форма которых не может быть восстановлена пломбой;

3) субтотальные и тотальные посттравматические дефекты коронок 12, 11, 21, 22, 31, 32, 41, 42 зубов;

4) нарушение процесса становления высоты прикуса на II этапе ее физиологического подъема в связи с ранним разрушением и удалением первых постоянных моляров;

5) наличие зубочелюстных аномалии в сочетании с дефектами зубного ряда;

6) патологическая стираемость при дисплазии Стентона—Капдепона;

7) множественная или полная адентия временных и постоянных зубов;

8) множественная или одиночная ретенция постоянных зубов в альвеолярной кости;

9) уменьшение размеров дефектов зубных рядов в горизонтальном направлении, а также уменьшение межальвеооолярного расстояния в вертикальном направлении;

10) наличие дефектов зубного ряда и замедленный рост челюсти или отдельных ее участков;

11) образование дефектов челюстей и зубных рядов после оперативных вмешательств по поводу опухолей и опухолеподобных образований.

3.3. ПОКАЗАНИЯ К ЗУБНОМУ ПРОТЕЗИРОВАНИЮ У ПОДРОСТКОВ С ПОСТОЯННЫМ ПРИКУСОМ

1) значительное разрушение коронок зубов вследствие кариеса, гипоплазии эмали, флюороза, патологической стираемости. клиновидных дефектов, анатомическая форма и высота которых не могут быть восстановлены пломбированием:

2) эстетическое протезирование при аномалийном развитии формы, цвета, а иногда и положения отдельных зубов;

3) при врожденной множественной адентии постоянных зубов;

4) протезирование с целью выведения ретенированных зубов; 5) нарушение процесса становления высоты прикуса на III этапе физиологического подъема в связи с ранним разрушением и удалением вторых постоянных моляров;

6) замещение дефектов зубных рядов;

7) замещение дефектов челюстей после оперативных вмешательств по поводу опухолей и опухолеподобных образований.

4. ИЗГОТОВЛЕНИЕ ПРОФИЛАКТИЧЕСКИХ ПРОТЕЗОВ У ДЕТЕЙ С УЧЕТОМ ДИНАМИКИ ФОРМИРОВАНИЯ ЗУБНЫХ ДУГ

Преждевременное удаление временных зубов у детей вызывает ряд анатомических и функциональных нарушений. Потеря зубов в молочном, сменном или неокончательно сформированном прикусе приводит к смещению зубов по вертикали и горизонтали в сторону образовавшегося дефекта. Большинство отечественных и зарубежных исследователей считают, что возмещение дефектов зубных рядов у детей является более важной проблемой, чем у взрослых.

В связи с акселерацией изменились сроки и особенности развития зубочелюстной системы у детей, что определило необходимость пересмотра возрастных показаний к возмещению дефектов зубных рядов протезами и сроков их замены.

Для решения указанных задач следовало изучить динамику развития зубочелюстной системы у детей и внести соответствующие поправки в некоторые рекомендуемые индексы величин зубного ряда верхней и нижней челюсти.

Таким образом, начиная с 4-летнего возраста, отмечается значительная потребность в изготовлении профилактических протезов для детей. Наибольшее количество дефектов зубных рядов отмечается у 6—8-летних детей (до 60 %). В этом же возрасте наблюдается наибольшая протяженность дефектов. Начиная с 9-летнего возраста в имеющихся ранее дефектах появляются в скученном положении премоляры и клыки. Количество дефектов зубных рядов уменьшается, но параллельно увеличивается количество стойких аномалии положения отдельных зубов, с трудом поддающихся ортодонтическому лечению, так как к моменту прорезывания постоянных зубов для них не хватает места в зубном ряду.

Результаты измерений свидетельствуют о том, что сумма 4 постоянных резцов после их полного прорезывания увеличивается на 10 мм на верхней челюсти и на 6 мм на нижней челюсти по сравнению с суммой временных 4 резцов. Динамика этих изменений начинается в 6 лет и заканчивается к 7—8 годам. В дальнейшем размеры суммы резцов не меняются. Некоторая разница в размерах суммы 4 резцов в динамике объясняется тем, что у 6—8-летних детей не всегда можно точно определить размеры резцов ввиду их смены в это время. При временном отсутствии одного из резцов или его начинающемся прорезывании замеряют имеющееся для него место в зубном ряду, что не совсем точно характеризует размеры зуба.

Ширина верхней и нижней челюстей в области клыков у детей в возрасте от 4 до 13 лет увеличивается на 3 мм, в области премоляров и первых моляров — на 2 мм. В области клыков эти изменения происходят в 6 лет, в области премоляров и моляров — от 9 до 12 лет.

Длина верхней челюсти, измеренная по срединному шву до линии А, претерпевает более значительные изменения. Начиная с 6-летнего возраста этот размер до окончания формирования постоянного прикуса увеличивается более чем на 10 мм.

Исходя из полученных данных, можно сделать вывод, что профилактические протезы, изготовленные детям в возрасте 4 лет, не следует заменять до 5—6-летнего возраста. Исключение составляет фронтальный участок, где профилактические протезы следует заменять каждые 6— 8 мес. до 7-летнего возраста. Начиная с возраста 7 лет, несмотря на незакончившуюся смену зубов во фронтальном участке, профилактические протезы можно не заменять, так как его размеры далее не изменяются. В то же время, учитывая постоянное изменение длины челюстей, особенно в возрасте от 7 до 12 лет, считаем необходимым рекомендовать замену профилактических протезов не менее 1 раза в год (при этом следует учитывать период активного роста челюстей при прорезывании премоляров).

Начиная с 13—14 лет основные размеры зубных дуг верхней и нижней челюстей практически не меняются.

Таким образом, изучение динамики развития зубных рядов и челюстей у детей в возрасте от 4 до 14 лет с учетом их акселерации на современном этапе формирования детского организма позволили пересмотреть и уточнить сроки замены профилактических протезов для возмещения дефектов зубных рядов у детей.

5. ПРИМЕНЕНИЕ ПРОФИЛАКТИЧЕСКИХ ОРТОПЕДИЧЕСКИХ КОНСТРУКЦИЙ В КОМПЛЕКСНОМ ЛЕЧЕНИИ ДЕТЕЙ

Современные условия социально-экономического развития России, к сожалению, не способствовали развитию детской стоматологической службы в стране. На фоне разрешения кризиса в социальной сфере и в области здравоохранения страны в настоящее время четко определились положение и пути реформирования стоматологической службы (Мельниченко Э. М., 1990). Опыт последнего десятилетия показал, что решение проблемы зубочелюстных аномалий (ЗЧА) у пациентов различных возрастных групп возможен лишь на основе укрепления профилактической работы среди детского населения.

В последние годы в нашей стране происходят кардинальные изменения в здравоохранении. Стоматология как подотрасль медицины, проявила себя едва ли не самой активной участницей этих процессов среди медицинских специальностей. Вместе с тем в течение многих лет не прекращается ослабление бюджетного финансирования стоматологической помощи, а на этом фоне законодательно конкретно не обозначены виды и объемы помощи, которые гарантирует и финансирует государство. Нарастающие негативные социально-экономические изменения — происходящее социальное расслоение российского общества, снижение уровня жизни и доступности полноценной медицинской помощи приводят к росту заболеваемости, в том числе и стоматологической, что в свою очередь обуславливает увеличение потребности стоматологической помощи, в то время как финансовые возможности государства и населения снижаются. Эта тенденция требует как углубленных научных исследований различных аспектов здоровья населения, так и выстраивания работы практического здравоохранения с учетом региональных особенностей социально — экономического развития общества.

Предупреждение стоматологических заболеваний у детей с проблемами здоровья чрезвычайно важно, так как простейшая стоматологическая патология может значительно осложнить лечение ребенка. Общеизвестен факт существования определенной связи между хронической общесоматической патологией и изменениями в полости рта у детей, и эта зависимость проявляется в форме взаимного отягощения . Одной из главных задач детского стоматолога является адекватное лечение детей с проблемами здоровья. Состояние таких детей влияет на симптоматику патологических процессов в зубах и полости рта, а также требует особого подхода при лечении стоматологических заболеваний. Специалисты любого профиля должны со всей ответственностью подходить к лечению таких детей.

Для возмещения дефектов зубного ряда у детей специалистами применялись различные конструкции: профилактические съемные пластиночные протезы и несъемные аппараты, мостовидные и консольные протезы,протезы-аппараты с орто- донтическими элементами.

Основоположником детского зубного протезирования в нашей стране была Л.В. Ильина-Маркосян (1951), которая предложила и впервые применила на практике мостовидный протез с односторонней фиксацией. Предложенная конструкция состояла из коронки или штифтового зуба, пластмассового зуба, замещающего дефект, и небольшого отростка длиной 1,5-2,0 мм, расположенного в виде накладки на небной поверхности зуба, ограничивающего дефект с другой стороны. Раздвижные мостовидные протезы состояли из двух частей, подвижно соединенных между собой. Подвижное соединение осуществлялось за счет наличия отростка на фасетке, который входит свободно в отверстие ограничивающего дефект штифтового зуба.

Л.В. Ильина-Маркосян предлагала использовать и съемные пластиночные протезы без кламмеров, свободно прилегающие к небу или альвеолярному гребню. Автор отмечала, что протезы «должны сохранять артикуляционное равновесие и не мешать росту, но, кроме этого, они применяются еще с целью стимуляции развития беззубых участков челюсти, прорезывания ретенированных зубов».

С целью профилактики развития ЗЧА при раннем удалении второго временного моляра В.П. Окушко предложила несъемную распорку с активатором. Изготавливается коронка на первый постоянный моляр и к ней фиксируется распорка-активатор, которая плотно прилегает к первому временному моляру.

Х.Н. Шамсиев предложил несъемный профилактический аппарат, который состоит из опорной коронки на первый постоянный моляр, промежуточной части с узкой жевательной поверхностью, переходящей в окклюзионную накладку и соединяющейся с мезиально расположенными зубами.

Э.С. Каливраджанян изготовил раздвижные мостовидные протезы со скользящим шарниром. Рекомендовано применять протез для замещения дефекта зубного ряда во фронтальном и боковом сегментах.

Заслуживает внимание мнение специалистов о применение в детском возрасте монолитных мостовидных протезов для устранения дефектов зубных рядов при отсутствии первых постоянных моляров. Предлагается применение мостовидных протезов и в периоде молочного прикуса. Было бы ошибочно думать, что эта концепция не имеет своих отрицательных оппонентов. До сих пор бытует мнение о том, что мостовидные протезы во фронтальном отделе используют, начиная с 18 лет, а в боковом — с 20 лет, т.е. после завершения роста челюстей.

Кроме того, Т.В. Шарова применила съемный мостовидный протез с фиксацией на удерживающих, опорных, опорно-удерживающих литых кламмерах. Эти протезы не нашли широкого применения в детской практике, т. к. имеют недостаточную фиксацию, перегружают ткани пародонта, и существует риск проглотить протез. Широко у детей используют частичные съемные протезы, которые с вестибулярной поверхности не покрывают альвеолярного отростка. Дистально протез заканчивается на верхней челюсти за вторыми временными и первыми постоянными молярами, на нижней челюсти – тоже за последними зубами.

Ортопедическое стоматологическое лечение в детском возрасте является профилактическим и лечебным, но чтобы оно не стало калечащим, необходимы регламентированные требования к работе врача-стоматолога-ортопеда, а также разъяснительная работа с родителями. Как показывает опыт многолетней работы, протезирование детей в период временного и сменного прикуса далеко не простое дело. При этом надо учитывать:

• вульгарную травму слизистой оболочки, причиной которой может быть нарушение технологии и техники изготовления съемных, замещающих зубных протезов;

• ошибочность выбора конструкции зубного протеза, результатом чего может быть травма слизистой оболочки в области уздечек губ и языка, переходных складок, вершины гребней альвеолярных отростков, а также в области щек, губ и языка.

Травма происходит от завышенного и острого края борта зубного протеза, шероховатости базиса зубного протеза, острых краев искусственных зубов, неправильного расположения кламмерных систем. Все это приводит к очаговому воспалению слизистой оболочки одного или ряда перечисленных участков. Хронические очаги при длительной травме могут приводить к морфологическим изменениям. Следует отметить, что дети вначале жалуются на боль, а со временем (и очень коротким) привыкают, боль притупляется, в то время как патологические процессы прогрессируют.

Мое мнение совершенно однозначно: детей с проведенным ортопедическим стоматологическим лечением необходимо ставить на диспансерный учет. При этом нужно учитывать взаимоотношение структуры и функции биологического объекта в условиях нормы и патологии. Особое внимание следует обращать на гигиеническое состояние полости рта у ребенка, пользующегося замещающим съемным зубным протезом при раннем удалении временных зубов, а также при раннем удалении зубов, сочетающимся с имеющимися аномалиями, когда врачу приходится применять ортодонтические аппараты с искусственными зубами.

Встречались в литературе и единичные примеры использования имплантатов у детей и подростков с врожденным отсутствием зубов (первичная адентия).

В современных условиях наиболее доступно по стоимости и эффективно использование:

• при множественных дефектах зубных рядов, частичных съемных пластиночных протезов;

• при дефектах передних отделов зубных рядов, наряду со съемными пластиночными протезами, во временном и сменном прикусах показаны также профилактическими мостовидные протезами без препаровки опорных зубов, в постоянном прикусе целесообразно восстановление дефектов мостовидными протезами с щадящей препаровкой опорных зубов.

В настоящее время, в связи с развитием внутрикостной дентальной имплантации, появляются мнения специалистов о возможности применения внутрикостных имплантатов при лечении детей различного возраста с дефектами зубных рядов. В работах убедительно доказана возможность применения имплантатов в детском возрасте и показана эффективность лечения детей с врожденной гиподентией.

Рациональным методом, дополняющим комплекс мероприятий, проводимых при лечении кариеса временных зубов и постоянных моляров и его осложнений у детей, у которых отмечаются значительное разрушение твердых тканей зуба и неудовлетворительная фиксация пломб, является применение тонкостенных металлических коронок (ТСК) сечением 140—150 мкм, изготавливаемых из стали марки 1Х18Н9Т или листового титана марки ВТ1-00.

Как правило, дефекты зубного ряда у детей в период роста челюстей сопровождаются дентоальвеолярным удлинением, в результате чего нарушаются свободные движения нижней челюсти, снижается жевательная функция, осложняется, а нередко становится невозможным рациональное протезирование.

Мероприятия по подготовке полости рта к протезированию в каждом периоде формирования жевательного аппарата различны. В период молочного прикуса они сводятся к лечению зубов, пораженных кариесом, удалению корней, ликвидации патологических очагов на слизистой оболочке, устранению дентоальвеолярного удлинения, а в запущенных случаях — к исправлению прикуса. При ортопедическом лечении вторичных деформаций зубного ряда с применением повышенной нагрузки на заданный участок альвеолярного отростка челюсти эту нагрузку необходимо дозировать в зависимости от возраста ребенка, глубины расположения зачатков постоянных зубов на том участке альвеолярного отростка, к которому прилегает базис съемного пластиночного протеза, и в области сместившихся по вертикали временных зубов, утративших антагонистов, а также степени минерализации зачатков и формы альвеолярного отростка.

Вследствие данных обстоятельств часто в детской ортопедической стоматологии вместо пластиночных протезов используют ТСК с распоркой и активатором для замещения дефекта удаленного зуба. Недопустима гиперкоррекция высоты прикуса на искусственных зубах. Чрезмерная жевательная нагрузка на «беззубый» участок альвеолярного отростка будет способствовать преждевременному прорезыванию зубов, развитие которых внутри кости еще не закончилось.

Как уже указывалось, после преждевременного удаления временных зубов происходят большие нарушения: зубы смещаются вертикально, в сторону, изменяется прикус. Для предупреждения таких осложнений служат несъёмные профилактические аппараты, которые состоят из коронки (фиксирующей части), промежуточной, которая замещает отсутствующий зуб, распорки с окклюзионной накладкой. Во фронтальном отделе распорку изготовляют в виде фасетки, и накладку помещают на зубной бугорок поддерживающего зуба.

Назначение несъемных профилактических ортопедических протезов - удержать от смещения зубы, расположенные по обе стороны от дефекта до момента прорезывания постоянных зубов.

Понятие «постоянные протезы» для детей и подростков относительно. Как уже упоминалось, в результате роста челюстей и коронок зубов до момента окончательного формирования лицевого скелета искусственные коронки становятся короткими, а промежутки между зубами увеличиваются.

В специальной литературе принято описывать раздвижные мостовидные протезы и протезы с односторонней опорой как постоянные.

Мостовидные протезы обычной конструкции — на двух коронках и промежуточной частью — у детей применять нельзя. Они задерживают рост челюстей в этих участках.

Достоинства несъемной профилактической конструкции при преждевременном удалении второго временного моляра:

1) простота в изготовлении;

2) предотвращает перемещение первого постоянного моляра на место удаленного второго временного моляра, в результате чего сохраняется место для малых коренных зубов постоянного прикуса, т. е. предупреждается развитие аномалий положения отдельных зубов;

3) располагаясь на середине высоты коронок и замещая весь дефект зубного ряда, предотвращает возникновение денто-альвеолярного удлинения;

4) во время функционирования жевательного аппарата передает горизонтальное давление на зубы, ограничивающие дефект, способствуя тем самым более равномерному распределению жевательного давления по всему зубному ряду;

5) в процессе жевания самоактивируется, что обеспечивает ее плотное прилегание к первому постоянному моляра. Абсолютным показанием к изготовлению несъемной распорки является преждевременное удаление второго временного моляра на одной стороне.

При конструировании и изготовлении протезов для детей необходимо учитывать анатомические особенности ЗЧС у детей, сложные топографо-анатомические взаимоотношения между временными зубами и залегающими внутрикостно зачатками постоянных зубов, наличие зон роста и т. д..

После преждевременной потери зубов выбирают способ лечения: замещение дефекта зубного ряда путем протезирования или ортодонтическое лечение, сочетающееся с протезированием.

По мнению ряда исследователей (Кармалькова Е.А., 2001; Liegeois F.,

Limme M., 1999; Moore T.R., Kennedy D.B., 2006), применение несъёмных ортопедических протезов с двусторонней фиксацией, по причине выше указанных особенностей, неприемлемо для замещения дефектов зубных рядов из-за возможной задержки роста челюстных костей. Использование данного вида конструкций ограничено вследствие различной степени формирования и сроков резорбции корней опорных зубов, а также пониженной устойчивости пародонта к функциональной нагрузке.

Не лишены интереса мнения специалистов по применению в детском возрасте монолитных мостовидных протезов для устранения дефектов зубных рядов при отсутствии первых постоянных моляров. Сорокоумова Г.В. (1993) применяла мостовидные протезы у дошкольников после преждевременного удаления первого временного моляра на этапе молочного прикуса. На основании биометрических исследований диагностических моделей установила, что применение монолитных несъёмных мостовидных протезов при дефекте зубного ряда в области первого временного моляра не сдерживает рост челюстей, так как размеры латеральных сегментов в периоде молочного, начальном периоде сменного прикуса практически не изменяются. Автор доказала, что при применении мостовидных протезов в молочном прикусе наблюдается положительная динамика в обеспечении кровоснабжения пародонта. Но к клинической практике предложенные виды протезирования не нашли широкого применения.

При преждевременной потере первого временного моляра Дмитриенко С.В. (1994) была предложена конструкция мостовидного протеза с опирающейся консолью. Промежуточная часть протеза припаивалась к дистальной опорной коронке (второй временный моляр). Передней опорой являлась коронка, изготовленная на клык, с припаянной балкой, на которую опиралось тело протеза. Автором также была разработана конструкция с полисульфоновым покрытием. Имеются сведения об эффективности использования разборных мостовидных протезов на этапе молочного прикуса.

По мнению Вартанян В.С. (1998) несъёмные протезы с денто-альвеолярной фиксацией на опорных зубах могут использоваться у детей для замещения дефекта зубного ряда в боковых отделах с 13-летнего, а во фронтальном участке — после достижения 14-летнего возраста.

По данным других исследователей (Шарова Т.В., Рогожников Г.И., 1991; Миняева В.А, 2003) применение данного вида протезов возможно во фронтальном отделе с 18 лет, а в боковом — с 20 лет, т.е. после завершения роста челюстей.

Нередко санация полости рта ребенка ограничивается терапевтическими и хирургическими манипуляциями, поэтому Мозговая Л.А., Данилова М.А.(1995) рекомендует применять методику непосредственного протезирования для предупреждения вторичных деформаций ЗЧС.

Триль С.И. (1992) предложил раздвижной мостовидный протез, считая наиболее рациональным методом возмещения ограниченных дефектов в боковых отделах зубных рядов профилактическими протезами, включающими и себя опорную коронку, промежуточную часть, замещающую отсутствующий зуб или распорку с окклюзионной накладкой. Данная конструкция состоит из опорных коронок (колец), к одной из которых припаивается промежуточная часть со смоделированным в толще ее тоннелем, а к другой — стержень, соответствующий длине и толщине тоннеля. Также автор использовал цельнолитые конструкции, коронки с распоркой и мостовидные протезы с одной опорой.

Yilmaz Y., Kocogullari M.E., Belduz N. (2006) широко применяют ортопедические протезы, фиксируемые непосредственно к эмали опорных зубов композитными материалами. Но по признанию авторов, данная конструкция имеет короткий срок службы по причине частого отклеивания из-за функциональной нагрузки.

При преждевременной потере второго временного моляра, перед прорезыванием первого постоянного, используется конструкция, состоящая из коронки на первый временный моляр и изогнутой дистально скобой с «подковой». «Подкова» опускается в углубление, сделанное на модели глубиной

45

1,0 мм ориентируясь на положение первого постоянного моляра по рентгенограмме. После анестезии участка слизистой в области предпо ложительного расположения «подковы» проводится фиксация конструкции в полости рта, предпочтительно на стекло-иономерный цемент, насильно вдавливая подкову в десну. Точность выполнения манипуляции обязательно контролируется рентгенологически. Необходимо, чтобы «подкова» соприкасалась с моляром ниже его мезиального края на 1 мм при его прорезывании или раньше. Данный вид фиксатора противопоказан детям с острым септическим эндокардитом и проблемами иммунного характера по причине отсутствия окончательной эпитализации внутриальвеолярной части аппарата.

В литературе нет единого мнения по поводу плана лечения, выбора конструкции, четких показаний и противопоказаний к замещению дефекта зубного ряда, сроков протезирования. Перспективным направлением развития детской ортопедической стоматологии в Украине является разработка рациональных конструкций зубных протезов для замещения дефектов зубных рядов.

Учитывая вышеизложенное, С.И. Дорошенко, А.И. Мирза, Т.С. Завьялова разработали и внедрили в практику профилактический детский несъемный зубной протез (патент № 33832 от 18.03.2008 г.), который имеет ряд преимуществ, а именно:

• он прост в изготовлении;

• не токсичен;

• не повышает прикус;

• не перегружает опорные

зубы с несформированным корнем;

• не препятствует гигиене полости рта;

• обеспечивает полноценное жевание;

• жесткая конструкция протеза не позволяет смещаться первым постоянным молярам в трех взаимоперпендикулярных плоскостях.

Детский несъемный профилактический зубной протез представлен на рис. 8-11.

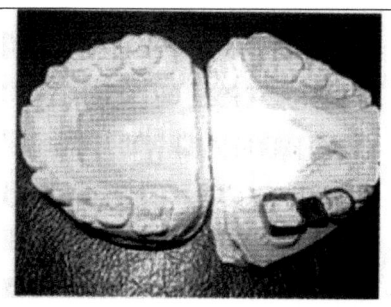	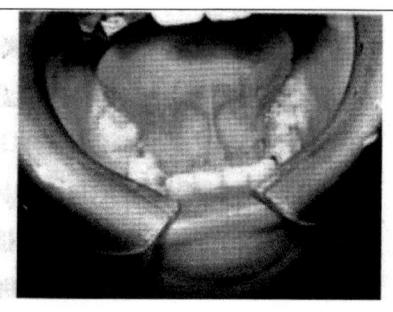
Рис.8. Готовый профилактический аппарат припасован на моделях	Рис.9 Дефект зубного ряда (адентия 8, 5-го зуба)
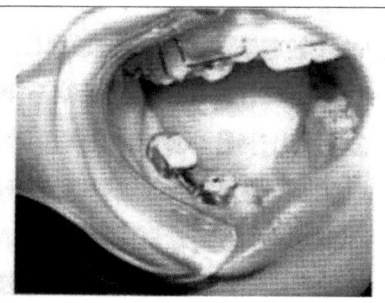	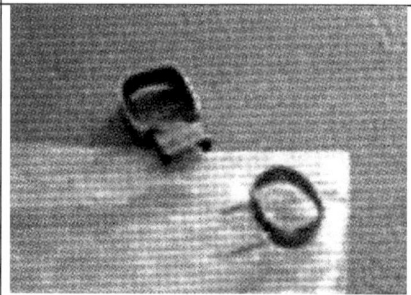
Рис.10. Аппарат зафиксирован в полости рта на СИЦ	Рис.11. Аппарат в разобранном виде

При преждевременной потере нескольких временных моляров и прорезавшихся постоянных резцах, ряд авторов рекомендуют использовать лингвальную дугу, которая может быть съемной или припаянной к кольцам на первые постоянные или вторые временные моляры. Лингвальная дуга препятствует мезиальному смещению боковых зубов и дистальному смещению передних. Дуги, устанавливаемые в замки на молярах (съёмные) имеют большую вероятность к перелому и утере. Дизайн съёмных и несъёмных лингвальных дуг должен предусматривать наличие регулировочных петель, расположенных кпереди от моляров для проведения необходимой коррекции аппарата при припасовке или активация. Недостатки данного вида фиксатора заключаются в нередких деформациях, поломках и потерях. Противопоказанием к использованию лингвальной дуги на верхней челюсти является глубокий прикус, когда нижние резцы контактируют с нёбной дугой. В таком случае аппаратами выбора являются: дуга Nance, тракслалатинальная дуга или съёмный пластиночный протез. Пластмассовая кнопка на нёбном отростке дуги Nance предупреждает мезиальное смещение боковых зубов, по главной проблемой является раздражающее влияние на подлежащие ткани при недостаточной гигиене или микроэкскурсиях фиксатора.

В периоде молочного и сменного прикуса для замещения дефекта в переднем участке зубных дуг применяют съемные протезы, в боковых участках — преимущественно съемные и по показаниям несъемные (коронки с распоркой). При выборе конструкций зубных протезов учитывают состояние имеющихся зубов, их величину и величину зачатков постоянных зубов, вид прикуса, положение нижней челюсти в покое по отношению к привычной окклюзии, степень выраженности морфологических и функциональных нарушений в ЗЧС.

Если у ребенка сменный прикус, то принято приходить к ортодонту чаще, чтобы убрать пластмассу в области прорезывающихся зубов, освобождая для них место. В связи с ростом челюстей съемные протезы подлежат замене. График замены съемных протезов представлен в Таблице 1.

Таблица 4

График замены съемных протезов у детей и подростков (Флейшер Г. М., 2011)

График замены съемных протезов у детей и подростков			
дети (лет)	до 7 лет	до 8 лет	от 8 до12 лет	от 13 до18 лет
сроки замены	через 6-8 мес.	через 8-10 мес.	через 1 год	Через 1-2 года

После 18 лет большинство съемных протезов можно заменять несъёмными. Базисы съемных протезов следует изготавливать с учетом роста челюстных костей, времени и очередности прорезывания зубов. Существует точка зрения, согласно которой базисная пластинка съемного протеза не должна полностью перекрывать альвеолярный отросток с вестибулярной стороны и заканчиваться, не доходя до переходной складки, на середине ската альвеолярного отростка, с тем, чтобы не сдерживать рост последнего.

По мнению Флейшер Г.М., это нецелесообразно, так как край базиса частичного съемного протеза, заканчивающийся выше переходной складки, передает давление на наружный скат альвеолярного отростка, способствуя тем самым созданию условий для смещения зачатков постоянных зубов вестибулярно или орально. Это особенно четко проявляется в том случае, когда фолликулы постоянных зубов расположены близко к лимбусу альвеолярного отростка.

Преждевременная потеря временных моляров приводит к нарушению процесса становления высоты прикуса и даже снижению имеющейся высоты, к смещению нижней челюсти дистально, изменению взаимоотношений между элементами височно-нижнечелюстного сустава. Разрушение и последующее удаление первых постоянных моляров в период формирования жевательного аппарата сопровождается грубыми морфологическими и функциональными нарушениями тем более тяжелыми, чем раньше удалены эти зубы. Разрушение зубов и их преждевременное удаление могут послужить причиной возникновения новых ЗЧА и усугубить уже имеющиеся. Таким образом, кариозная болезнь, ее осложнения и ЗЧА, находясь в тесной взаимосвязи, замыкают патологическое кольцо и ухудшают взаимное течение того и другого заболевания. Разорвать это патологическое кольцо у детей можно путем восстановления анатомической формы коронок разрушенных зубов и замещения дефектов зубных рядов профилактическими протезами.

Из вышесказанного следует, что своевременная коррекция нарушенной анатомии зубов и зубных рядов имеет профилактическое значение. Однако ортопедическая помощь детям значительно отстает от потребностей детского населения, в то время как одним из важнейших факторов санации полости рта является своевременное замещение дефектов коронок зубов и зубных рядов, которое способствует нормализации сниженной высоты прикуса и восстановлению функций жевания, глотания и речи, а также предотвращает развитие вторичных деформаций.

Поэтому следует считать целесообразным замещать все дефекты коронок зубов и зубных рядов, используя для этого соответствующие конструкции зубных протезов. Раздражающее действие протеза стимулирует рост челюсти и прорезывание постоянных зубов. При наличии ретенированных зубов повышают прикус с помощью замещающих их искусственных зубов. Давление протеза в области ретенированного зуба усиливает кровообращение и ускоряет рассасывание альвеолярного отростка. Если потеря временных зубов произошла в пределах года до физиологической смены временных зубов постоянными, то замещать отсутствующие зубы путем протезирования не обязательно. Однако при неправильном, в частности бугровом, смыкании первых постоянных моляров, интенсивном прорезывании позадистоящих зубов, смещениях нижней челюсти и других функциональных нарушениях показания к протезированию расширяют. Если отсутствует несколько или все временные моляры, то дефекты зубных рядов замещают съемным протезом, который имеет лечебно-профилактическое значение.

Многие исследователи считают, что в практике оказания ортопедической помощи детям и подросткам с преждевременной потерей временных и постоянных зубов наиболее часто используются съемные пластиночные протезы.

При изготовлении съемных протезов ряд авторов рекомендуют не перекрывать базисом вестибулярную поверхность альвеолярного отростка для предотвращения вероятного сдерживания оппозиционного роста челюстной кости и использовать бескламмерные конструкции, либо оставлять кламмера только на период адаптации. Шарова Т. В., Рогожников Г. И. (1991) рекомендуют создавать шаблонное пространство 1,0–1,5 мм между слизистой и в жней поверхностью базиса на всём протяжении беззубого участка альвеолярного отростка. С этой целью перед окончательной моделировкой базиса прокладывают необходимой длины свинцовую пластинку. На уровне переходной складки край протеза необходимо изготавливать утолщенным в виде валика для натяжения слизистой данной области.

По мнению Бондарец Н.В., Жигурт Ю.И., Норкупайте В.П. (1990) детские съёмные зубные протезы следует изготавливать непосредственно после удаления зубов. Базис необходимо конструировать уменьшенным в районе естественных зубов и умеренно расширенным в области искусственных, при этом уделяя особенное внимание вопросам распределения нагрузки. Постановку зубов необходимо проводить на приточке, поскольку искусственная десна может сдерживать рост альвеолярного отростка. Профилактические протезы на этапе молочного прикуса необходимо заменять каждые 6–8 месяцев. Сигналом к смене является его плохое прилегание к тканям протезного ложа и недостаточная фиксация во время разговора и еды. В сменном прикусе рекомендуется проводить замену не реже 1 раза в год. Конструкции разборных или раздвигающихся протезов, промежуточная часть которых соединена с дистальной опорной коронкой посредством скользящего сочленения, являются более приемлемыми в детской практике. Несъёмные мостовидные протезы могут явиться причиной отставания и недоразвития альвеолярного отростка и тела челюсти в области наложенного протеза, поэтому показаны к использованию после окончательного формирования постоянного прикуса и завершения роста челюстей. Раздвижные конструкции мостовидных протезов не получили широкого распространения.

Современный подход к планированию конструкций съёмных детских зубных протезов не отрицает изготовления кламмеров, что обеспечивает хорошую фиксацию и быструю адаптацию ребенка к протезу. Самопроизвольное сбрасывание бескламмерного протеза при разговоре и принятии пищи пробуждает ребёнка к удерживанию его языком, что не только удлиняет, но может являться пусковым механизмом в развитии вредных привычек и парафункций мышц челюстно-лицевой области.

При нейтральном прикусе, правильном расположении зубов отсутствующий временный моляр можно заместить коронкой с распоркой. При одностороннем мезиальном сдвиге зубов в сторону отсутствующего применяют раздвижную распорку с целью раскрытия промежутка для постоянного зуба. Пациенты, пользующиеся протезами, должны находиться на диспансерном учете. Наблюдение за ними осуществляют каждые 8–10 мес. с целью предупреждения развития ЗЧА.

В периоде постоянного прикуса чаще теряют первые постоянные моляры, боковые резцы, первые премоляры. Для замещения дефектов зубных дуг используют съемные и несъемные протезы (мостовидные с фиксацией на коронках, полукоронках, вкладках). Конструкцию протеза выбирают с учетом степени формирования корней опорных зубов, локализации дефекта и вида прикуса. У большинства больных с ЗЧА (тесное положение зубов, ретенция отдельных зубов, аномалии прикуса в сагиттальном, трансверсальном или вертикальном направлении) стремятся использовать место в зубной дуге для размещения неправильно расположенных зубов.

М.Я. Алимова (2000) применяла как съёмные, так и несъёмные конструкции пространственных фиксаторов. В качестве несъемных профилактических протезов были предложены:

– стабилизирующая распорка, фиксируемая непосредственно к эмали зубов, которая представляет собой замок-трубку, брекет и съёмную дугу (SS 046*046). Первые два элемента фиксируются непосредственно к эмали вестибулярной поверхности опорных зубов, между которыми устанавливается стальная дуга с волнообразными изгибами, предотвращающими её скольжение. Данное приспособление требует длительного соблюдения стандартной диеты, рекомендуемой при лечении на несъёмной ортодонтической аппаратуре;

– стабилизирующая распорка со стандартным кольцом первый постоянный моляр: ортодонтическое кольцо с припаянными замками на лингвальную и вестибулярную поверхности для установки дуги, сохраняющей размер дефекта зубного ряда (SS 046*046);

– стабилизирующая конструкция из шинирующих лент: представляет собой мостовидный протез, изготовленный из шинирующих лент (типа «Kulzer», «Ribbond») и композита («Herkulite»). Съёмное профилактическое протезирование обеспечивалось распоркой с денто-альвеолярными кламмерами по Кемени. Предложена методика изготовления данного вида седловидного протеза непосредственно в полости рта.

Несъёмное лечебно-профилактическое протезирование осуществляется посредством следующих аппаратов:

— ортодонтическое устройство со съёмной пружинящей распоркой, фиксируемое непосредственно к эмали зуба: замки-трубки фиксируются к лингвальной и вестибулярной поверхностям зуба, ограничивающего дефект дистально, в которые устанавливается дуга SS 046*046 с активными пружинящими петлями, опирающаяся в апроксимальную поверхность мезиальной опоры;

— ортодонтическое устройство с укороченными дугами и открывающими пружинами, фиксируемое непосредственно к эмали зуба: представляет собой замки трубки, фиксируемые к эмали вестибулярной и лингвальной поверхности дистальной и мезиальной опоры между которыми устанавливаются фрагменты дуг «Ортонит», «Lazium» диаметром 046 с наложенными открывающим пружинами;

— ортодонтическое устройство с укороченными дугами и открывающими пружинами, стандартным ортодонтическим кольцом на первый постоянный моляр: устройство аналогично предыдущему, но на дистальной опоре фиксируется ортодонтическое кольцо;

— ортодонтическое устройство со съемной пружинящей распоркой и стандартным ортодонтическим кольцом на первый постоянный моляр:

стандартное кольцо с замкамитрубками на лингвальной и вестибулярной поверхности для установки кантоном стальной проволоки с активными пружинящими петлями. В качестве съёмного протеза применялась распорка с IK-кламмерами, представляющая собой седловидный протез, фиксируемый со стороны дефекта к зубам FK-кламмерами.

По мнению Ngan P., Alkire R.G., Fields H. J., (1999), преждевременная потеря временного резца в результате кариеса или травмы приводит к незначительному изменению в зубном ряду и сохранение промежуточного пространства не является необходимым, если только из эстетических соображений. Если один или более временных зубов выпадают преждевременно, можно осуществлять протезирование с помощью съёмного пластиночного или частично фиксированного аппарата, состоящего из лингвальной дуги, припаянной к кольцам на опорных зубах и проходящей через пластмассовый базис с искусственными зубами во фронтальном отделе (типа Nance). При преждевременном выпадении временных клыков на нижней зубной дуге и одностороннем смещении резцов с несоответствием средней линии, авторы предлагают использовать лингвальную дугу с припаянными "шпорами" для предотвращения латерального и дистального смещения нижних резцов. С целью препятствия корпусного мезиального перемещения первого постоянного моляра при ранней потере второго временного моляра рекомендуют применять дистальный подковообразный аппарат, когда первый постоянный моляр ещё не прорезался (дизайн описан выше). Однако исследователи указывают на существенные недостатки конструкции, заключающиеся в сложности точного исполнения, ощущении присутствия инородного тела в чувствительной зоне полости рта и возможный путь проникновения инфекции между интраоральной и подслизистой областями. Если же отсутствует большое количество временных боковых зубов, авторы рекомендуют установить дистальную «подкову» в частичный съёмный пластиночный протез.

По данным исследователей Tulunoglu O., Ulusu T., Genc Y. (2005) главным фактором, влияющим на эффективность фиксаторов межзубных пространств, является срок их службы. Таким образом, средний срок службы — это центральный параметр в показаниях к применению и оценке эффективности фиксаторов. В проведённом авторами исследовании наибольшее количество неудач произошло в местах соединения спаек. Вторая распространённая причина неуспеха — незакреплённый конец распорки оказывал травмирующее действие на подлежащую десну и вызывал местное воспаление. Самая распространённая проблема съёмных фиксатором — это деформация удерживающих частей из-за ослабления захвата. Другой причиной была поломка самого фиксатора. Результаты данного исследования показали, что ленточные, петлеобразные, Nance-фиксаторы и частично съёмные аппараты могут иметь приблизительно одинаковую долговечность. Это согласуется с данными Qudeimat M.A., Fayle S.A. (1998) установившими, если сравнить долговечность (эффективность) несъёмных и частично съёмных фиксаторов, то существенной статистической разницы между ними нет. Исследователи подтверждают, что пол, возраст, зубные дуги и время установки аппарата не влияют на срок службы фиксаторов, в то время как конструкция фиксатора и цементирование могут считаться более важными, чем другие факторы.

Зубочелюстное протезирование эффективно спустя непродолжительное время после потери зубов, когда еще не произошло смещение соседних и противостоящих зубов. Если же деформация возникла, то требуется предварительное ортодонтическое лечение, которое можно сочетать с протезированием. Чаще происходит физиологическое мезиальное перемещение зубов, что приводит к сокращению промежутка в зубной дуге, оставшегося после удаления зуба .

В периоде сменного прикуса нарушения, обусловленные ранней потерей временных или постоянных зубов, становятся более выраженными. Происходит мезиальный наклон или корпусное перемещение зубов, что приводит к укорочению зубной дуги. Такое нарушение устраняют перемещением сместившихся зубов в правильное положение и создают в зубной дуге достаточное место для постоянных зубов и их зачатков.

По мнению большинства авторов, смотря на то какие конструкции местохранителей применяются в каждом конкретном случае, наряду с неоспоримыми положительными эффектами они могут оказывать и неблагоприятное воздействие на ткани и органы полости рта.

БИБЛИОГРАФИЧЕСКИЙ СПИСОК

1. Акимова М. Я., Бурцев Ю. А., Гебин М. А., Крицкий А. В. // Профилактика и лечение после преждевременного удаления молочных моляров/ Ортодент-инфо. — 1999. — № 4. – С. 9–13.

2. Алимский А. В., Флейшер Г. М. Современные предпосылки и реальные возможности для организации гигиенического обучения и стоматологического просвещения среди детского населения России// Медицинский алфавит. Стоматология. – 2010. - № 3. - С.21-24.

3. Алимова М. Я. Оптимизация методов диагностики и лечения зубочелюстно-лицевых аномалий и деформаций: автореф. дисс. ... докт. мед. наук - Воронеж, 2005 – 19 с.

4. Анохина А. В. Система раннего выявления и реабилитации детей с зубочелюстными аномалиями[Текст]/ А.В. Анохина: автореф. дисс. ... докт. мед. наук – Казань, 2004 – 28 с.

5. Бакерникова Т. М. Дефекты зубных рядов у детей и сравнительная оценка различных методик протезирования: автореф. дисс. ... канд. мед. наук— Тверь, 2009. — 18 с.

6. Бимбас Е. С., Брусницына Е. В. Анализ формирования зачатков премоляров при раннем удалении временных моляров по данным ортопантомограмм/ Дентал Юг — 2007 - № 47 – С. 28-29.

7. Брянская М. Н. Клинико-морфологическое обоснование профилактики и лечения фиссурного кариеса постоянных зубов с незрелой эмалью: автореф. дисс. ... канд. мед. наук — Иркутск, 2009. – 22 с.

8. Гаязов А. Р. Оптимизация профилактики зубочелюстных аномалий при преждевременном удалении зубов у детей/ А. Р. Гаязов: автореф. дисс. ... канд. мед. наук– Казань, 2007 – 19 с.

9. Варава Г. М. , Стрельковский К. М. Ортодонтия и протезирование в детском возрасте— М.: Медицина, 1979. — 136 с.

10. Дмитриенко С. В. Эффективность восстановления функции жевания протезированием при лечении дошкольников 4-6 лет с функциональным расстройством желудка: автореф. дисс. ... канд. мед. наук— Волгоград, 1990. — С.136.

11. Дмитриенко С. В. , Иванов Л. П., Сорокоумова Г. В.Мостовидные протезы, применяемые для протезирования дефектов зубных рядов у детей в период молочного прикуса: Актуальные вопросы стоматологии/; отв. ред. Л. П. Иванов. Том ХХХХIХ, выпуск 1. – Волгоград, 1994. – 235 с.

12. Дорошенко С. И., Мирза А. И., Завьялова Т. С. Профилактика вторичных деформаций при преждевременном удалении молочных моляров// Современная стоматология – №2, 2009. – С. 140-141.

13. Жук А. О. Эффективность применения внутрикостных имплантатов при раннем удалении первых постоянных моляров: автореф. дисс. ... канд. мед. наук – Волгоград, 2007 – 22 с.

14. Ильина-Маркосян Л. В. Зубное протезирование у детей: учебное пособие для вузов– М., 1951. – С. 15.

15. Макеев В. Ф., Чучмай Л. Д., Завойко Л.Н. Показания к изготовлению профилактических протезов у детей с учетом динамики формирования зубных дуг // Стоматология. – 1986. – №1 – С. 82-84.

16. Матвеева Е. А. Клинико-эпидемиологическое обоснование совершенствования ортодонтической помощи детям: автореф. дисс. ... канд. мед. наук– Иркутск, 2009. – 24 с.

17. Моторкина Т.В. , Дмитриенко С. В., Краюшкин А. И., Михальченко Д. В., Шемонаев В. И., Величко А. С. Клинические классификации, применяемые в ортопедической стоматологии- Волгоград, 2005 – 64 с.

18. Персин Л.С. Каспарова Т. Ф. Оценка гармоничного развития зубочелюстной системы: учебное пособие– М., 1995.

19. Пичуев Е.Е. Распространенность дефектов зубных рядов у детей Тверской обл. и особенности оказания ортопедической стоматологической помощи детям в современных экономических условиях: автореф. дисс. ... канд. мед. наук – Тверь, 2004. – 24 с.

20. Платонова А.Ш. Профилактика вторичного и рецидивного кариеса: автореф. дисс. ... канд. мед. наук - М., 2005. — 21 с.

21. Пожарицкая М. М. , Симакова Т. Г. Пропедевтическая стоматология- М.: ОАО «Издательство «Медицина», 2004. – 304с. (Учеб. лит. для студентов стоматологических факультетов медицинских вузов).

22. Постников М. А. Результаты ортодонтического лечения пациентов с аномалиями окклюзии зубных рядов в сагиттальном направлении, осложненных вторичной частичной адентией: автореф. дисс. ... канд. мед. наук – М., 2008 – 18 с.

23. Проект Федеральной государственной программы первичной профилактики стоматологических заболеваний среди населения России от 27.05.2010.

24. Руководство по ортодонтии/ Под ред. Ф. Я. Хорошилкиной – 2-е изд., перераб. и доп. – М.: Медицина, 1999. – 800 с.

25. Рыбаков А. И., Базиян Г. В. Эпидемиология стоматологических заболеваний и пути их профилактики: учебное пособие для вузов. – М., 1973. – 250 с.

26. Сорокоумова Г. В. Анатомо-физиологические обоснования применения несъемных протезов при преждевременной потере первого молочного моляра[Текст]/ Г. В. Сорокоумова: автореф. дисс. ... канд. мед. наук— Тверь, 1993. – 28 с.

27. Флейшер Г. М. К вопросу о профилактике стоматологических заболеваний// Стоматология детского возраста и профилактика. - 2004. - №1-2.- С. 26-31.

28. Флейшер Г. М. и др. Внедрение комплексной первичной стоматологической профилактики у детского населения г. Липецка// Стоматология детского возраста и профилактика. – 2005. - №3-4. – С.17-24.

29. Флейшер Г. М. К вопросу организации гигиенического обучения и стоматологического просвещения среди детского населения России// Дентал Юг. – 2010. - №9 (81). - С.58-60.

30. Флейшер Г. М. «Дентилюкс» — профессиональная гигиена полости рта// Дентал Юг. - 2011 - №10 - С. 48-51.

31. Флейшер Г.М. Применение профилактических ортопедических конструкций в комплексном лечении детей // Современная ортопедическая стоматология. - №16, 2011. -С. 70-76.

32. Флейшер Г.М. К вопросу применения индексов гигиены полости рта в детской стоматологии // Стоматолог практик - №4, 2013 - С. 58-64.

33. Шарова Т. В., Рогожников Г. И. Ортопедическая стоматология детского возраста– М.: Медицина. – 1991. – 288 с.

34. Шевченко С. С. Роль гигиениста стоматологического в реализации программ профилактики в организованных детских коллективах// Стоматологический колледж – 2010 - №01- С.3-4.

35. Шрестха Ситу Лал. Распространенность укорочения зубных рядов у детей Верхневолжья, их профилактика и лечение: автореф. дисс. … канд. мед. наук– Тверь, 2006. – 22 с.

36. Хихинашвили Л. И. Критерии выбора методов стоматологического вмешательства у школьников при кариозном поражении жевательной группы зубов: Актуальные вопросы стоматологии; Том XXXXIX, выпуск 1. – Волгоград, 1994. – 235 с.

СОДЕРЖАНИЕ

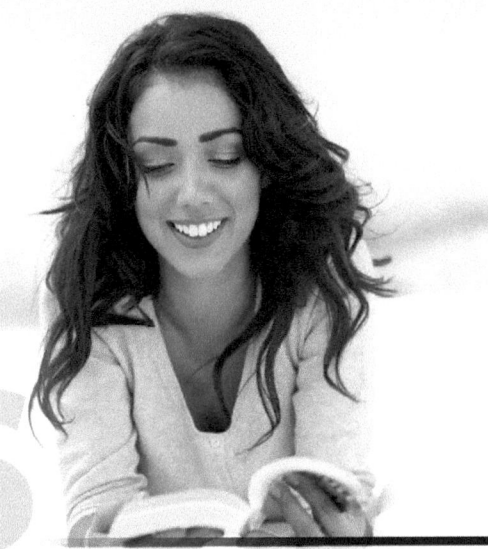
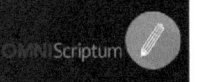

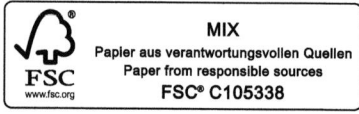
Printed by Books on Demand GmbH, Norderstedt / Germany